# ESTIMULACION MAGNÉTICA TRANSCRANEAL, MANUAL DE TRATAMIENTO DE LA DEPRESIÓN MAYOR Y TRASTORNOS COMÓRBIDOS.

## Actualización, procedimientos, protocolos y consentimientos

Autores:
    Francisco Montañés Rada.
    Jose Carlos Peláez Álvarez
    Sonia Pérez Aranda.
Coautoria y revisión:
    Kazuhiro Tajima Pozo,
    Javier Jalvo Rogel,
    Diego Rafael Jiménez Morón.
    Rafael Angel Baena Mures,
    Julia Martín Carballeda,
    Diana Zambrano Enríquez-Gandolfo,
    Esperanza Almenta,
    Rosa Molina Ruiz,
    Mar de la Cruz Recio,
    María Jesús de Castro Oller,
    Axel Fernández María,
    Gonzalo Ruiz Manrique de Lara,
    Virginia Vidal Martínez,
    Sergio Sánchez Romero,
    Nuria Poza Gómez

Editor General: APSAMED (Asociación de Profesionales de Salud Mental, Evolutiva y del Desarrollo).
Editores adjuntos: Francisco Montañés Rada y Jose Carlos Peláez.

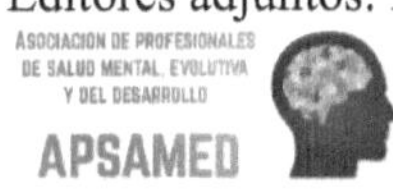


ISBN: 978-84-09-17394-5
Fecha de publicación: 24 diciembre 2019

# INDICE

# 1. INTRODUCCION

El presente manual pretende servir de introducción a las bases de la aplicación de la estimulación magnética transcraneal (EMT o TMS en inglés) de manera que pueda ser implementada por cualquier clínico en su servicio.

Usaremos como guía en este camino el protocolo de aplicación para depresión mayor resistente a fármacos, puesto que es una indicacion indiscutible de la EMT,

Tras una inicial revisión de la evidencia, en una segunda parte explicamos la técnica, protocolos y procedimientos con las sugerencias procedentes de nuestra experiencia de su aplicación con pacientes graves y comorbidos.

No añadiremos en el formato de un libro una revisión que compita por ser más exhaustiva o aporte información más actual, sino que revisaremos aquellos aspectos de interés para aplicar y mejorar un protocolo EMT en depresión mayor. Usaremos como guía el protocolo de nuestra Unidad de Psiquiatría. Fácilmente esta información contenida servirá de soporte para expandir su uso a otras indicaciones o técnicas de aplicación, en las que el facultativo encontrará menos soporte en publicaciones científicas.

De todos los protocolos posibles de indicación de la EMT, usaremos el de la depresión mayor por tener  nivel A de evidencia.  Y de todos los publicados, nosotros hemos adoptado el aprobado por Institución de control de medicamentos y productos sanitarios Estadounidense: Food and Drug Administration (FDA). La FDA tiene editado un documento para el tratamiento de la depresión mayor resistente (indicación indiscutible de la estimulación magnética) en su página web desde el 26 de julio 2011 en http://www.regulations.gov, revisado el 23 de marzo del 2018 (figura1) si bien la primera aprobación fue en el 2008. Creemos que la elección del protocolo de la FDA aporta una base segura a partir de la que expandir otras aplicaciones.

Es conveniente que el lector diferencie entre este tipo de "guías" generales de la FDA y que son genéricas sobre la utilidad de la técnica a nivel de una patología, de las "notas" de aprobación tipo "capacitación industrial" que se dan máquina a máquina y que confirman que una máquina cumple los requerimientos para aplicar un cierto protocolo, es decir que emite los pulsos de una cierta manera y que cumple requisitos de seguridad, márgenes de intensidad, etc y que se encuentran profusamente en internet distribuidos por fabricantes.

En todo caso hemos de recordar que la estimulación magnética no es una técnica nueva (figura 2). Lo nuevo han sido los estudios controlado mostrando su eficacia que posteriormente expondremos.

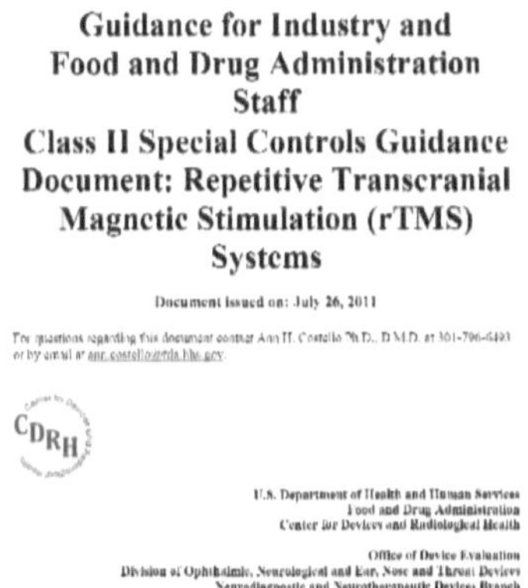



Figura 1. Documento de la FDA sobre rTMS

En nuestro caso, como ya hemos dicho, el protocolo de la FDA lo hemos adaptado a nuestra máquina de EMT (TAMAS), si bien se puede adaptar fácilmente a otros fabricantes, Para no crear confusión y porque los cambios en fabricantes son continuos, nos referenciaremos solo a esta máquina ya que los protocolos no cambian mucho de máquina a máquina, solo los "menus" y extras de hardvare y software.

TAMAS tiene varios protocolos de aplicación por defecto que se pueden modificar (anexo 3). Uno de ellos es casi idéntico al de la FDA (protocolo M3) pudiéndose cambiar si es preciso todos sus parámetros para realizar todo tipo de ajustes (siendo de interés especial el de tiempos y frecuencias a usar). A parte de los manuales que trae la máquina TAMAS hay artículos indexados que aportan soporte científico a otros protocolos para esta máquina. El uso de otras máquinas de EMT puede suponer pequeñas adaptaciones superables con los conocimientos que se exponen.

Al final del manual como anexo 1 y 2 adjuntamos nuestro protocolo y consentimiento informado, previamente aprobado por Dirección y publicado en todo caso en la web del hospital, para que sirva de apoyo a la creación de nuevos protocolos referenciando este manual o nuestros artículos.

La aplicación de la EMT requiere además de conocimientos teóricos una cierta pericia manual que se aprende con la práctica. En el apartado de "técnica" expondremos nuestras experiencias al respecto. En los anexos encontraremos también dibujos y diagramas de apoyo.

Este libro no se podría haber realizado sin la colaboración del distribuidor de electromedicina Hersill que durante 3 años donó sus equipos TAMAS de manera desinteresada para que pudiéramos desarrollar nuestro protocolo y obtener resultados fiables sobre su funcionamiento. El objetivo de Hersill era conocer a la vista de los resultados si la comercialización de estos equipos tenía un sentido ético que justificara su distribución comercial. Necesitaban testar la máquina y comprobar de primera mano su eficacia en población española y en un centro público independiente y desinteresado respecto al resultado. Se nos pidió a cambio de la cesión un feedback del uso.

Por último un inciso sobre el uso de siglas y acrónimos y terminología. Usaremos el acrónimo español EMT para referirnos a la estimulación magnética transcraneal, en el resto de casos usaremos los acrónimos en inglés previa su explicación en español, pues esto facilitará la búsqueda bibliográfica y nos evitará confusión de siglas.

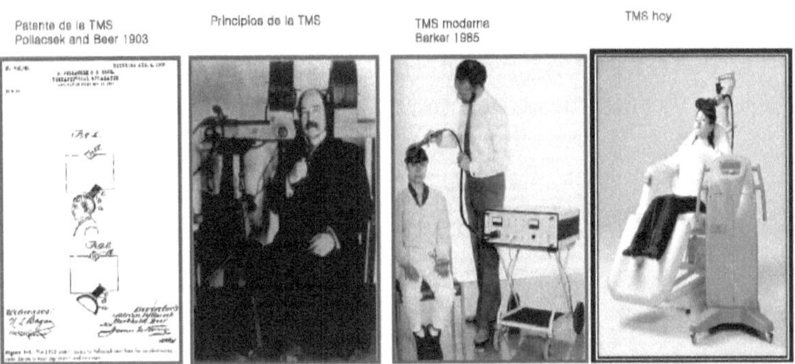



Figura 2.Evolucion de la estimulación magnética transcraneal.

## 2. REVISION DE LA EVIDENCIA DE EFICACIA Y SEGUIRIDAD DE LA EMT EN DEPRESION

### 2.1. EMT (TMS) en depresión.

La depresión es común en la población general con una prevalencia de entre el 5-15%. Hasta un tercio no responden a un primer tratamiento farmacológico a dosis suficientes durante 4-8 semanas y un 10% son resistentes a varios ensayos farmacológicos. El 50-85% de depresiones recurren y un 20% se vuelven crónicas (Berlim and Turecki, 2007). Las cifras varían mucho según el tipo de depresión. y metodología.

Las estrategias clásicas para obtener respuesta en estos casos es aumentar dosis del fármaco al que aún no responde, añadir otro fármaco, usar potenciadores de respuesta como litio u hormonas tiroideas u otras, y finalmente en casos más resistentes usar Terapia electroconvulsiva (TEC).

Un cuerpo creciente de evidencia reflejado en numerosas

publicaciones apoya la existencia de una alternativa de tratamiento biológico que se sitúa entre el TEC y las terapias farmacológicas. Ese tratamiento es la estimulación magnética transcraneal repetitiva (sus siglas en inglés: rTMS). Existen otras técnicas como pulsos apareados o theta burst que explicaremos en su momento para no complicar de inicio con todas las opciones, si bien la theta burst como veremos ha conseguido similares niveles de reconomiento científico para tratar la depresión (figura3).

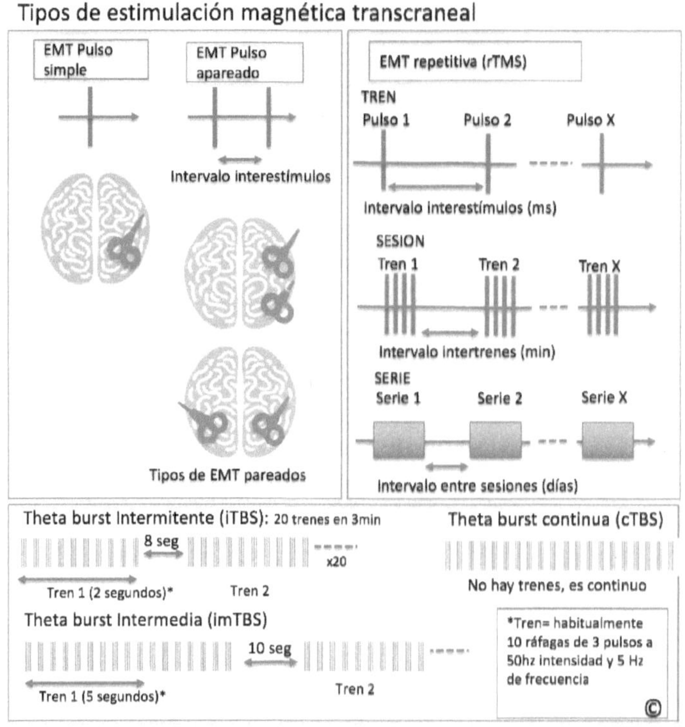


Figura 3. Tipos de estimulación magnética

Debido a esta evidencia acumulada, la rTMS ha obtenido autorización para su aplicación por diferentes administraciones y organizaciones sanitarias. Entre dichas administraciones está la

Food and Drugs Administration (FDA) (desde 2008), the Finnish Medical Association (desde 2010), the Serbian Ministry of Health (2011), el German Institute of Medical Documentation and Information (2014), etc. Además también está aprobada por asociaciones profesionales nacionales e internacionales como la American Psychiatric Association, la Canadian Network for Mood and Anxiety Treatments (CANMAT), and the World Federation of Societies of Biological Psychiatry (WFSBP). En el caso de España, se pide que tenga las certificaciones de industria para su uso como producto sanitario, pero no hay una normativa o declaración específica de la AEMPS al respecto. Merece la pena en todo caso revisar aunque ya del 2003 una revisión del Servicio Canario de Salud al respecto (Perestelo-Pérez L, Rivero-Santana A, Pérez-Ramos, 2003). De forma similar pasa con la EMEA (agencia europea para el medicamento).

El nivel de recomendación en el caso de la FDA es de tipo A es decir eficacia definitivamente probada (El tipo B es probable y el C es posible). Esta recomendación está basada en estudios en adultos con depresión que han fallado a un antidepresivo, demostrando eficacia superior a la del placebo. El placebo en EMT se llama SHAM: la máquina hace todos los ruidos esperables de su funcionamiento pero sin emitir campos magnéticos. Posteriormente a la aprobación por la FDA, aparecieron otros estudios para otras indicaciones que se resumen en la revisión ulterior.

La base de la aplicación de EMT en la depresión procede de los estudios de imagen cerebral funcional que muestran en pacientes depresivos hipometabolismo de regiones frontales izquierdas e hipermetabolismo de frontales derechas.

Estudios neurofisiológicos previos mostraron que en la rTMS las frecuencias altas son activantes (aquellas por encima o iguales a 5 Hz; se dan habitualmente entre 5-20 Hz), y las bajas (0,3-1 Hz) son inhibidoras de la actividad cortical. Esta acción se realiza hasta al menos 2,5 cm por debajo de la actividad del campo electromagnético generado por la bobina del aparato de estimulación magnética transcraneal. Cuando se supera esta profundidad se requiere otro aparato y la técnica se llama DTMS (deep TMS en inglés), pero nosotros nos vamos a centrar solo en la EMT

Subsecuentemente la técnica de rTMS intenta activar regiones frontales izquierdas (la región dorsolateral prefrontal cortical: DLPFC) por medio de frecuencias altas (Hf-rTMS) e inhibir las derechas con bajas frecuencias (LF- rTMS).

En la figura4 vemos el efecto inhibitorio de la baja frecuencia y el efecto estimulador de alta frecuencia en corteza.

En la figura 5 la forma de tener efectos inhibitorios o estimulatorios según el tipo de estimulación magnética transcraneal usada: rTMS, pulsos pareados o theta-burst y el cambio de frecuencias o protocolo.

Cambio de la actividad en coreteza debido a la alta o baja frecuencia vs SHAM (placebo)

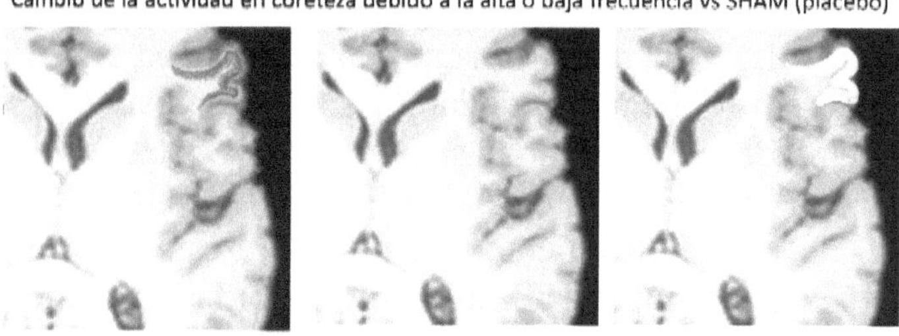



Recreación de la captación de isótopos por aumento de actividad.
Los tonos más intensos o grises, más actividad; los mas blancos, menos actividad

Figura 4. Efecto en corteza de altas frecuencias=estimuladoras (rojo-gris) versus bajas=inhibidora (blanco).

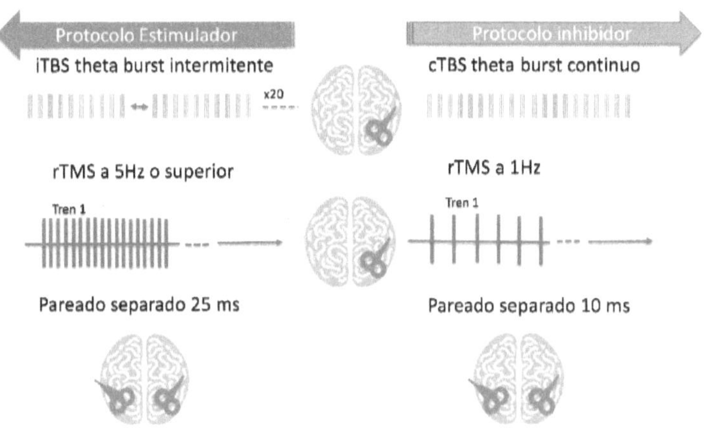

Figura 5. Tipos de estimulación magnética transcraneal y efectos inhbitorio (azul) o estimulador (rojo).

Desde el año 1987 hasta la actualidad la investigación en EMT ha crecido hasta llegar a los 1.000 artículos, acompañados de metanálisis que actualizan los datos disponibles de continuo. Entre los metanálisis más rigurosos está el descomunal de Lefaucheur JP et al (2014) que incluye 786 artículos con más de 3862 pacientes, las revisiones de Berlim et al (2013a,b,c,d,f; 2014) y las de Lisanby SH et al (2009), Fregni F et al, (2006a), Fitzgerald PB et al (2006) por seguir siendo válidas sus conclusiones a día de hoy para el fin que nos ocupa. Estos metaanálisis y revisiones y otras nuevas que se irán detallando en el texto, nos ofrecen un cuerpo sólido de evidencia que resumimos a continuación. Los niveles de evidencia fueron publicados por Lefaucheur et al en su articulo de 2014 producto del consenso de una comisión europea de 33 expertos. Una mención especial queremos hacer a la referencia mundial en EMT: Alvaro Pascual-Leone que viene desde la Universidad de Harvard anualmente a dar cursos en España, ha sido nuestro profesor en EMT y recomendamos la asistencia a sus cursos y la lectura de sus libros y artículos. No podemos referenciar sus casi 800 artículos en pubmed, así que hacemos mención al primero publicado en Lancet con una serie de casos que será lo que cualquiera que se inicie en el tema tendrá que afrontar (Pascual-leone,et al, 1996).

La FDA aprobó indicación sobre estudios en pacientes que habían fallado a un solo antidepresivo usando TMS contra su placebo (el palcebo en TMS se llama SHAM; hace el ruido pero no descarga campo magnético). La mayoría de los estudios posteriores a parte de replicar dicho estudio han ido un poco más allá probando combinaciones o potenciaciones de antidepresivos, pacientes resistentes a ma´s de un antidepresivo, con diferentes comorbilidades, etc. A continuación hacemos una breve revisión de dichos estudios por tópicos.

## 2.2. Efecto de la zona de estimulación en depresión mayor.

### 2.2.1. DLPFC izquierda

Los 29 estudios controlados contra placebo (1371 pacientes) que aplicaron HF-rTMS (estimulación) en la región izquierda DLPFC dan una tasa de respondedores (disminución de la escala de Hamilton de depresión superior al 50%) del 29% frente al 10% de los pacientes que recibieron placebo (SHAM). El tamaño del efecto es de 0,87 (Berlim et al, 2014). La diferencia con placebo es menor si la depresión es de tipo resistente o cuando la rTMS se usa como coadyuvante a un fármaco que tomen ambos grupos de pacientes: "SHAM+ fármaco" versus "HF-rTMS+fármaco".

El conjunto de metanálisis en este tema (Schutter DJ et al, 2009; Daskalakis ZJ et al, 2009; O'Reardon JP, 2007; George MS, 2010; Slotema CW, 2010; Berlim et al, 2014), permiten mantener el nivel A de recomendación .

### 2.2.2. DLPFC derecha

Hay 8 estudios controlados con placebo (263 pacientes) que recibieran LF-rTMS (inhibición) en la región DLPFC derecha, siendo los porcentajes de respuesta del 38% contra 15% de placebo (SHAM) (Berlim et al, 2013a). Los pocos estudios que componen este metaanálisis que comparan aplicación entre lado izquierdo y derecho muestran eficacia similar entre una y otra localización para administrar rTMS. Si bien las diferencias contra placebo son superiores a las del DLPFC izdo, el pequeño tamaño de las muestras sólo permite dar el nivel B de recomendación (eficacia probable) a la administración el lado derecho de la DLPFC, quedando como primera opción la administración en DLPFC izquierda (Fitzgerald PB et al, 2003, 2006a; Isenberg K et al, 2005).

### 2.2.3. Switching

Los pacientes que no responden a estimulación del DLPFC izquierdo pueden responder a la inhibición del DLPFC derecho (Fitgerald et al, 2009) y viciversa (McDonald et al, 2011). Por tanto es una práctica clínica adecuada hacer el "switching" (cambiar la administración de lado izquierdo a derecho y viciversa si no hay respuesta inicialmente).

Es necesario replicar estos estudios y desde luego faltan estudios de variables predictoras de respuesta a rTMS izquierdo versus derecho (Fitzgerald PB et al, 2009).

El uso de baja frecuencia que actúa de forma inhibitoria en vez de estimuladora puede proporcionarnos más seguridad en casos de riesgo convulsivo desconocido o tan bajo que es asumible en riesgo/beneficio. De hecho se ha propuesto esta aplicación como anticonvulsivante (Santiago-Rodriguez E et al, 2008; Frengni F et al, 2006). También evita que el equipo se sobrecaliente tanto como con la alta frecuencia.

No está establecido como protocolizar alternar estímulo en DLPFC izquierdo con inhibición en DLPFC derecho. Según Fitz en su serie de casos los pacientes muestran que es más tolerable la técnica con la aplicación de DLPFC derecha inhibidora (Fitzgerald PB & Daskalakis ZJ, 2012)

### 2.2.4. Combinación o secuencial.

La combinación de rTMS izda y derecha en sesiones conjuntas para el mismo paciente no ha demostrado en los 7 estudios randomizados y controlados con placebo (279 pacientes) ser más eficaz que la administración unilateral (sólo un estudio lo mostró y dos mostraron menos eficacia que la administración unilateral) (Berlim , 2013b). Por tanto no se puede recomendar esta práctica (Pallanti S et al, 2010; Fitzgerald PB et al, 2006b).

### 2.2.5. depresión unipolar versus bipolar y rTMS.

En los estudios en los que se mezclaron pacientes bipolares y unipolares no parece que haya diferencias de respuesta (Fitzgerald PB et al, 2006; Dell'Osso B, 2009; Nahas Z et al, 2003). Incluso parece que en un estudio hubo mejor respuesta en bipolares (Fitzgerald PB et al, 2006a), pero no tenemos suficientes investigaciones para poder confirmarlo y menos en muestras de solo pacientes bipolares.

El riesgo de paso a manía es bajo (Xia G, et al, 2008).

No existe evidencia de que el uso de EMT pueda ser usado como antimaníaco.

## 2.3. Influencia de los pulsos y el número de sesiones de la rTMS.

Existe una variabilidad entre estudios entre número de sesiones (10-30) y número de estímulos por sesión (120-3000) e intensidad sobre el umbral motor en reposo (RTM=resting motor thresold). Las mejores respuestas según un metanálisis se obtienen dando más de 10 sesiones, más de 1.000 pulsos por sesión y más de 100 % sobre umbral motor de reposo (resting state motor threshold o RTM) (Berlim et al, 2013a).

Existen varios estudios de "aceleración" que intentan

acortar los tiempos de administración de 4-6 semanas a 2 en base a dar dos sesiones para dar más pulsos en menos tiempo sobre la base de que hay una correlación entre respuesta y número de pulsos. Los resultados preliminares muestran que no sólo se mantiene eficacia sino que sube hasta casi duplicarse el porcentaje de respondedores y remisión (Loo et al, 2007).

## 2.4. Influencia de la frecuencia de la estimulación de la rTMS.

La estimulación a 20 Hz fue similar a la de 10 Hz (la mas usada) en 13 estudios controlados. Otras frecuencias comparadas han sido 5 hz y 20 Hz y 5 y 15, sin diferencias.

## 2.5. Influencia del la forma de localizar la región DLPFC.

La región DLPFC se encuentra más cerca de los 7 cm contados desde la zona motora del abductor del pulgar que de los 5 cm usados en los estudios iniciales. Un método propuesto más asequible que la RMN guiada es usar la zona F3 localizable a partir del sistema internacional EEG 10-20 de posicionamiento de electrodos (Herwig et al, 2003).

## 2.6. Influencia de la duración.

Si bien con una dos semanas se obtienen efectos antidepresivos ref35 y 36 de FTZ, el número de sesiones suele ser mayor para cubrir a un más amplio espectro de pacientes y tener más estabilidad en la respuesta (Fitzgerald PB, 2006) a veces los cambios iniciales son en concentración o atención pero muchas veces es obvia la mejoría en la facies y expresión general que deja de ser amímica o doliente y motilidad antes de que el paciente nos relate cambios cognitivos. Aunque se dan sesiones de hasta 9 semanas en algunos estudios, no hay datos fiables si se superan las 6 semanas por lo que nosotros adoptamos esta duración como máxima en primera instancia.

## 2.7. Eficacia en el tratamiento de depresión unipolar versus bipolar

10 estudios de clase I y II apoyan que la HF-rTMS y la LF-rTMS tiene un nivel de recomendación A para la depresión unipolar de grado hasta moderado incluso resistentes a un ensayo con un antidepresivo.

Faltan estudios controlados en depresión bipolar, (solo hay uno de clase III negativo ) y los otros 10 estudios son muy heterogéneos en métodos muestras. Los estudios que mezclaron bipolares y unipolares versus solo unipolares no difieren en porcentaje de respondedores (Berlim et al, 2014).

Hasta la fecha no hay evidencia de que la rTMS pueda inducir fases maníacas (Xia et al; 2008).

## 2.8. Eficacia en poblaciones especiales de la rTMS.

La depresión con trastorno de angustia asociado tiene nivel B de recomendación: probable. No existen protocolos establecidos, especialmente hay dudas de si ha de usarse inhibición en DLPF o estimulación, quizás como reflejo de la variabilidad en estos pacientes y si el predominio de síntomas es depresivo o ansioso.

## 2.9. rTMS comparada con antidepresivos.

Sólo hay dos estudios (Fregni et al, 2006b; Bares et al, 2009), que no muestran diferencias comparando con venlafaxina o fluoxetina, pero eran estudios con muestras pequeñas (n=42 y n=60).

La mayoría de los estudios la rTMS se ha dado junto a un antidepresivo, ya iniciándolo a la vez que la rTMS (combinación), ya manteniendo un antidepresivo previo y añadiendo rTMS (potenciación).

Los estudios de combinación, muestran en general un efecto aditivo, con porcentaje de respondedores del 43% versus el 27%

de placebo (nivel B de recomendación: probable) (Berlim et al 2013b).

Lo mismo pasa en los 5 estudios en los que la rTMS se añade a un tratamiento antidepresivo en curso como potenciación (nivel C de recomendación: posible).

## 2.10. Comparación rTMS con la Terapia Electroconvulsiva.

La rTMS es menos eficaz que la TEC, especialmente si hay síntomas psicóticos. En los pacientes sin síntomas psicóticos podría ser similar la eficacia entre ambas técnicas, pero faltan datos (Ren et al, 2014; Jin et al, 2016). Aunque no hay suficientes publicaciones aceptando que la presencia de síntomas psicóticos revela una mayor gravedad por evolución temporal u otros factores, es de imaginar que en los casos más graves el TEC supere a la rTMS.

### 2.11. Estudios a largo plazo de rTMS.

Existe carencia de estudios a largo plazo, no hay metaanálisis al respecto, la tasa de recaídas o empeoramientos son muy variables (del 10-50%, según se hable de recaídas y/o empeoramiento), con buena respuesta a la reinstrauración de rTMS en el 80% de casos (Janicak, 2010).

El problema de la recaída típico de la depresión mayor, ha tenido una aproximación similar a la del TEC (aplicación preventiva de sesiones de recuerdo cada cierto tiempo, quedando al estudio de futuras investigaciones la frecuencia y protocolo a dar).

### 2.12. Seguridad

La tTMS tiene buena tolerabilidad con cefaleas y dolor en scalp como frecuentes pero poco importantes efectos secundarios y crisis epilépticas como infrecuente pero serio efecto secundario que requiere descartar pacientes en riesgo de crisis convulsivas por bajo umbral convulsivo.

Dentro de la parte de aspectos técnicos podrá encontrar una exposición mayor al respecto englobada dentro de los aspectos generales de la técnica.

En relación con el paciente con depresión, no debemos olvidar que algunos somatizan. En nuestra experiencia (no hay publicaciones específicas al respecto) no es habitual que se inicien somatizaciones como reacción al estrés de la aplicación de la EMT, ni que se integren los efectos secundarios derivados de la EMT en nuevos "esquemas" de somatización.

### 2.13. Otras Técnicas en depresión mayor.

Hemos centrado la revisión en rTMS, sin embargo existen otras técnicas prometedoras que podrían cambiar radicalmente nuestra forma de aplicar la TMS, si bien al ser patrón oro de comparación la TMS los estudios suelen ser de no inferioridad por lo que todo el cuerpo de conocimiento de la rTMS es al menos en principio de aplicación en estas nuevas técnicas.

2.13.1. Priming o uso de dosis subumbrales previas y breves a la verdadera EMT como facilitadoras de respuesta (ref 30)

2.13.2. Theta burst  existen dos protocolos: intermintent theta burst (iTBS) que se considera técnica estimuladora y continous theta burst (cTBS) que se considera inhibidora.

En ambos casos los disparos se agrupan de manera especial.

Por ejemplo en el protocolo aprobado por FDA para magstim y extensible obviamente a otras maquinas que lo apliquen, se dan 20 "trenes" separados 8 segundos, cada tren dura 2 segundos y se compone de 10 "salvas" (burst), por tanto se disparan 5 "salvas" por segundo. Cada "salva" se compone de la agrupación de 3 disparos a 50 herzios repetidos cada 200 ms. La potencia empelada es 120% del umbral de reposo. Se dan un total de 600 pulsos. La duración total del procedimiento es de 3 minutos y 9 segundos. Se dan 20 sesiones en total, una por día.

La aprobación de la FDA se basó en un estudio clínico llamado the THREE-D trial. Es un estudio doble ciego randomizado con 414 pacientes con depresión mayor comparando la forma tradicional de administración a 10 hercios 30 minutos versus iTBS 3 minutos con el protocolo ya mencionado. Siempre se estimuló la corteza DLPF izda (Blumberger DM et al, 2018). Mostrando que no había inferioridad en la iBTS respecto a la rTMS.

Existían referencias previas de Di Lazzaro et al (2011), Li et al (2014) que mostraban que la iTBS podía ser similar sino superior a los protocolos de rTMS.

En definitiva esta técnica acorta 10 veces el tiempo de aplicación de las terapia. Esta técnica parece el futuro aunque la reciente aprobación quizás requiera de más experiencias y todo sigue de momento referenciándose en estudios de no inferioridad contra la rTMS.

La máquina TAMAS, comercializada en nuestro país, viene preparada para aplicar iTBS exactamente con el protocolo aprobado por la FDA.

## 2.14. Conclusiones

Hay evidencia suficiente de que la rTMDs ejerce efectos antidepresivos en la forma de HF-rTMS en la corteza DLPFC izquierda o como LF-rTMS en la derecha. Si bien hay debate para algunos aspectos menores de los protocolos, desde el año 2000 se han estandarizado procedimientos (ideal: más de 10 sesiones, más de 1000 pulsos por sesión y más de 100 % sobre RTM) Actualmente se siguen investigando procedimientos como el de "aceleración" o el "switching" y el iTBS parece un buen sustituto con aplicaciones de solo 3 minutos. Casi todos los estudios han sido sobre pacientes resistentes al menos a un tratamiento antidepresivo previo. La combinación de fármacos y rTMS (inicio simultáneo de ambos tratamientos) parece aumentar la respuesta más que la aplicación de rTMS sobre un tratamiento previo.

Existen variables del paciente que parecen claras predictoras de respuesta como edad joven, menos de un año de evolución, y hay otras en investigación como mayor o menor endogeneicidad, número de antidepresivos ensayados, distimia, etc. Aunque parece que la rTMS es más eficaz en la depresión con características de endogeneicidad, en el caso de depresión endógena tipo psicótica el TEC sigue siendo de elección. Hay muy pocos estudios a largo plazo o de evaluación de recaídas, rescate y menos de terapia preventiva de mantenimiento.

## 3. ASPECTOS TÉCNICOS.

### 3.1. Fundamentos y bobinas.

La TMS aplica campos magnéticos. Las máquinas de TMS mediante bobinas eléctricas y siguiendo las leyes de Faraday consiguen crear campos magnéticos intensos (por ejemplo TAMAS genera 3 teslas) . esto es mucho más que lo que se encuentra en la naturaleza (figura 6).

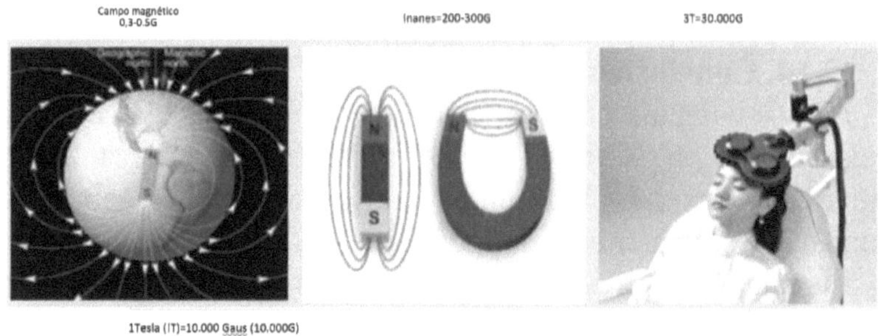


Figura 6. Intensidad de diversos campos magnéticos.

Estos campos magnéticos intensos aplicados en calota, consiguen generar impulsos nerviosos hasta cierta profundidad: normalmente la técnica superficial hasta al menos a 2,5 cm y la profunda hasta 9 cm (figura 7). Las técnicas fundamentales son : pulsos simples, apareados, repetitivos o theta-burst. A nosotros nos interesan los repetitivos para el tratamientos de patologías y los simples los usamos sólo para detección del umbral motor.

- El campo producido por una carga puntual en un punto P distante $z$ de la carga es inversamente proporcional al cuadrado de la distancia $z$, $E=k/z^2$

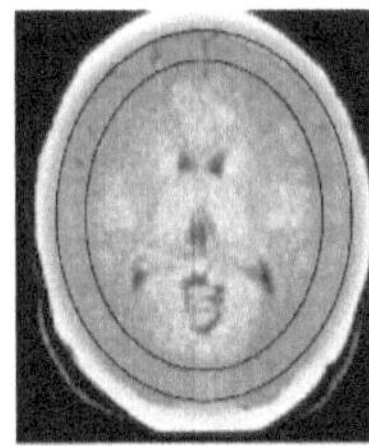

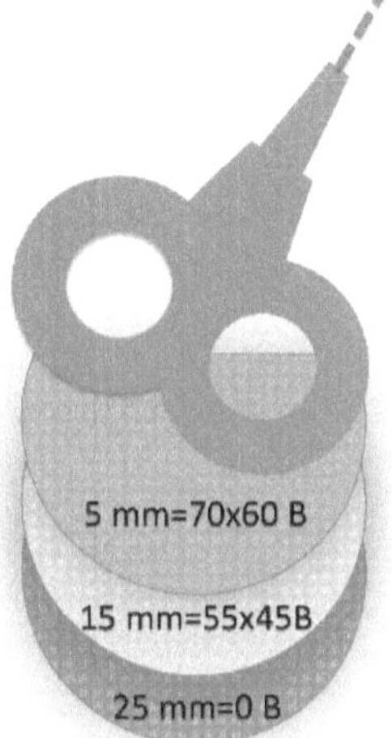


Figura 7. Profundidad de efecto de la rTMS

### 3.2.Bobinas

Existen muchos tipos de bobinas pero claramente recomendamos la bobina "en 8" por que genera una zona de acción de campo magnético de forma cuadrangular y muy definida, mientras que en las bobinas circulares la zona de acción es un anillo, dejando el centro sin acción del campo magnético, lo que hace muy complicado aplicarla en un punto concreto (FIG=). Su uso debería ser para aplicar la TMS en amplias áreas lo cual no es la indicación habitual (figura 8 y 9).

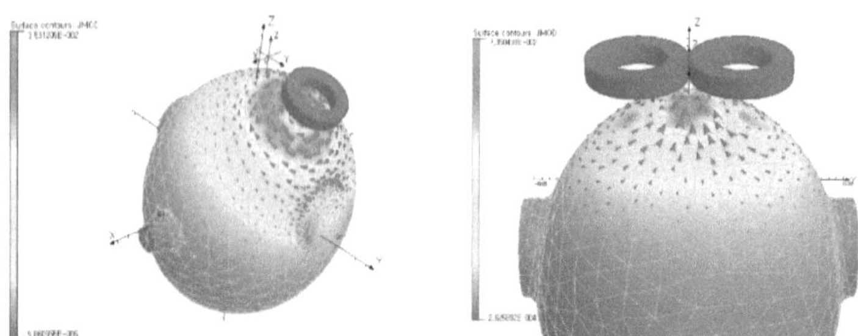

**Figura 8. Tipos de bobinas y zona de efecto y giro de campo magnético.**

Bobina circular con "efecto difuso anular" y en "8" con efecto" concentrado rectangular" en la zona de intersección.

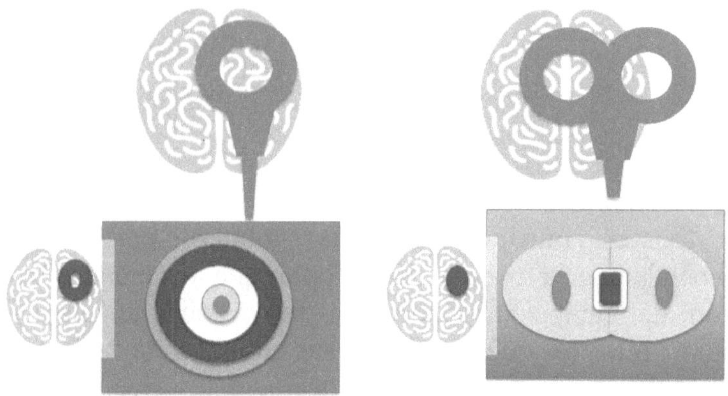

**Figura 9. Bobina en 8 versus circular y forma de la zona afectada por el campo magnético.**

### 3.3. Umbral motor de reposo (RTM) y su detección.

La intensidad a la que se consigue generar un impulso nervioso es muy variable de un individuo y depende del umbral motor de reposo del individuo en ingles: "resting state motor threshold" o acortado " resting state" (RTM). Por tanto hay que hacer una detección individual del RTM. Esta detección hay que repetirla periódicamente entre sesiones, porque cambia fácilmente influida por múltiples variables: sobre todo medicación, situación clínica del paciente e incluso la propia aplicación del TMS ya que la plasticidad neuronal crea cambios adaptativos al estímulo provocado por la EMT. Por ello la técnica de detección se suele estandarizar para cada protocolo de aplicación a fin de evitar sesgos entre sesiones y entre los facultativos

El umbral motor  o RMT, se determina comprobando la contracción de un grupo motor en al menos 3 de 5 ó 5 sobre 10 disparos  del TMS a una cierta intensidad aplicados a la zona motora de corteza que mueve dicho grupo muscular. De forma estándar el grupo muscular elegido es el abductor del dedo pulgar derecho.  La contracción se puede valorar bien visualmente o usando un electromiógrafo EMG (en el caso del EMG se considera que hay contración si hay cambios superiores 50uV) (figura 10) .

La mayor ventaja de el EMG es que nos permite valorar el estado previo de contracción del músculo,  ya que los pacientes ansiosos suelen tener el umbral más bajo y pueden hacernos creer que su RMT es menor del real, lo que implicaría menores dosis de intensidad de la que correspondería y por tanto riesgo de no respuesta. Esto se obvia repitiendo medidas en varias sesiones independientes. Nosotros usamos el método visual ya que la publicaciones no muestran mejor rendimiento del EMG respecto a la valoración visual.

Con fines docentes para obtener un feedback o en pacientes difíciles se puede usar tanto un EMG de profundidad (pinchando músculo) como uno de superficie lo cual es más razonable para los fines que nos ocupan. En nuestro caso un paciente fabricó y nos donó un EMG de superficie, que se usa para fines docentes exclusivamente.

En la figura 11 se muestra el momento de la aplicación y la postura que debe adoptar el paciente

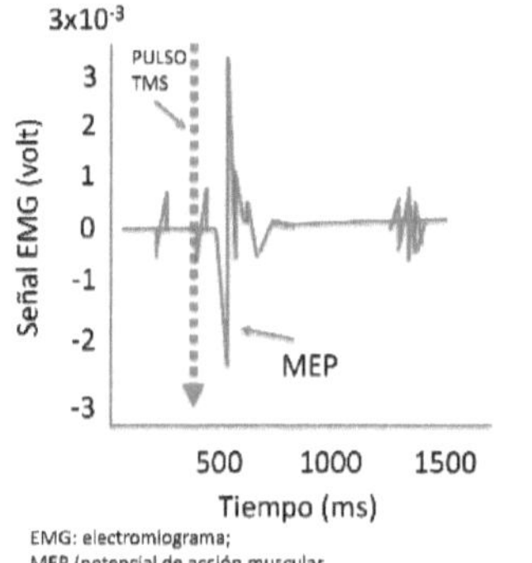


**Figura 10. efecto de un pulso simple de EMT/TMS en la contracción muscular del abductor del pulgar.**

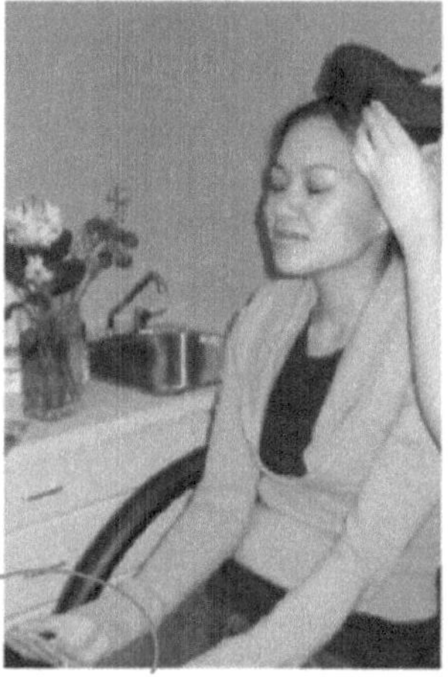

Como ya hemos dicho para obtener el RTM o umbral de reposo se aplican pulsos únicos en el área 4 en la zona que mueve el abductor del pulgar (recluta muchas neuronas para esta función). También se la llama M1. A nivel técnico se recomienda aplicar una intensidad de 30-35% subiendo progresivamente. Cualquier característica del paciente que favorezca un umbral convulsivo bajo (hay que historiar bien al paciente antes) implicará que podemos pensar que el umbral motor es mas bajo de la media y podemos empezar por intensidades más bajas que 35%: medicación neuroléptica, antidepresiva, abstinencia a benzodiacepinas, alcohol u otros sedantes, estimulantes como cocaína, etc.

### 3.4. Localización de áreas.

Localizar el área 4 requiere de cierta pericia y se suele realizar mediante elementos tan simples como una cinta métrica. Hay otros sistemas como un gorro de EEG que nos marque el área F3 pero estos gorros son fijos y en realidad el área va a cambiar de localización según el tamaño del cráneo. Además independientemente de cualquier referencia que usemos, a partir de la localización del área 4 teórica (A4T) del abductor del pulgar vamos a tener que buscar el área 4 real (A4R) (la que estimulada mueve el abductor del pulgar), mediante un cierto ensayo y error por lo que la cinta métrica no ha sido desplazada por este tipo de gorros y nos da más versatilidad y le da un cierto encanto artesanal a su aplicación que bien realizado favorece la empatía e interacción médico-paciente y que el paciente vea la individualización de la aplicación a su caso, si bien mal hecha y explicada puede dar sensación de precariedad. Es importante por tanto hacerla explicando el cómo y porqué al paciente.

Para encontrar el área 4 teórica (A4T) necesitamos encontrar la protuberancia occipital (ision) y el nacimiento del hueso nasal (nasion) y medir la distancia entre ellas. Luego se traslada esa medida a una tabla de equivalencias para obtener la distancia desde nasion a la que se encuentra el punto en la línea media de la calota a cuya izda está el área 4 que nos interesa. Una vez encontrado este punto, a unos 5 cm a la izda está el A4T.

Iniciaremos la aplicación de pulsos sencillos (únicos) de TMS a intensidades crecientes en esta A4T, esperando una contracción del abductor del pulgar derecho (la mano ha de estar relajada y depositada sobre el regazo del paciente que está a su vez semitumbado en una camilla apropiada), una vez se producen al menos 5 disparos sobre 10 intentos (o según otros protocolos 3 sobre 5) anotamos el umbral motor (RTM) al que se producen y marcamos en la cabeza (o gorro si lo lleva) el punto en la que se han producido que será nuestra área 4 real (A4R).

Solo queda encontrar el área DLPFS que podemos fácilmente localizar teóricamente en el final de una recta de entre 5 y 7 cm paralela a la línea media de la calota partiendo desde el punto en el que se encuentra el A4R de nuestro paciente. Como se ve es una zona amplia (5 a 7 cm). El DLPFC a nuestro juicio está más cerca de 7 que de 5 cm. La regla inicial de los 5cm la estableció Herwig et al en un articulo de Biological pscyhiatry (2001). Todo este proceso se muestra de forma gráfica en la figura 12.

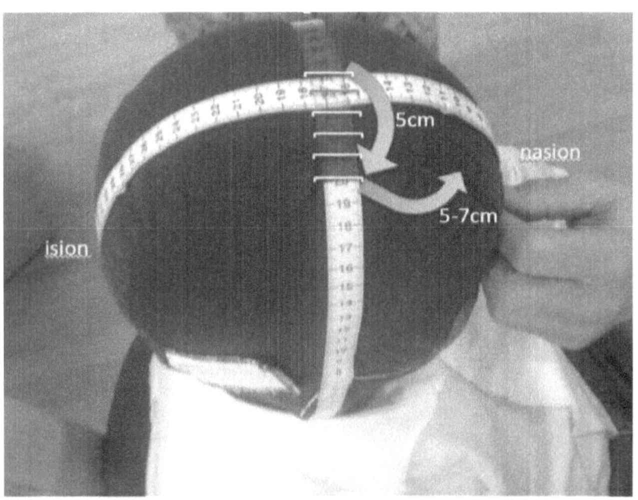


**Figura 12.** Localizacion áreas 4 (teórica) y DLPFC-. Por su distancia nasion-ision (40cm) medida previamente, el punto desde el que encontrar el area 4 del abductor del pulgar está a 16 cm de nasion. La cinta se ha alineado por su borde izdo con la línea central de la calota. Desde los 16cm se miden 5 cm al lado derecho o izquierdo (en este caso derecho, pues se va a inhibir DLPFC derecho) y una vez encontrado este punto se busca determinar el umbral motor de reposo (RTM). Una vez encontrado se marca el punto y 5-7 cm adelante está el area de córtex dorsolateral prefrontal  derecho (DLPFC).

La posición de la bovina es importante, desde el simple fallo de ponerlo boca arriba al ángulo son importantes, en la figura 13, se muestra el ángulo correcto para aplicar pulsos en M1 (área motora del abductor del pulgar) y DLPFC.

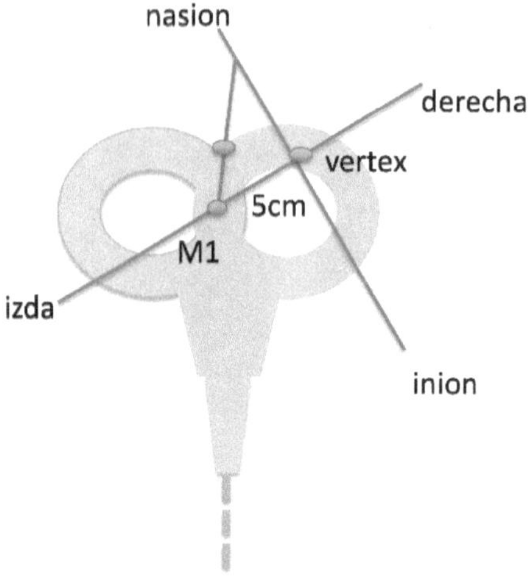


Figura 7. angulo para aplicar pulsos en M1y DLPFC

### 3.5. Problemas de la localización incorrecta y aplicación de pulsos de EMT.

Como ya hemos dicho la DLPFC está a entre 5 y 7 cm del A4R, y es preferible usar la distancia de 7cm, sin embargo conviene ajustar la zona ya que la aplicación a 7 cm provoca contracciones directas del musculo que eleva la ceja mas frecuentemente que la aplicación a 5 cm. La contracion del elevador de la ceja y otros musculos relacionados de dicha zona, (musculo superciliar y en menor medida el musculo occipitofrontal vientre frontal) puede ser molesta.

Estos músculos no se activan buscando el área 4 ya que el único occipitofrontal vientre frontal se convierte en la calota en aponeurosis epicraneana.

Sin embargo una mala búsqueda del área 4 bajando mucho hacia la oreja puede activar el musculo epicraneano rama temporoparietal que moverá la oreja, pero mucho peor será la activación de la zona de corteza subyacente correspondiente a zonas bajas del homúnculo de Penfield correpondientes por ejemplo al musculo masetero, produciendo un peligroso y doloroso trismus. Detallar que este efecto de trismus aparece con cierta facilidad en la EMT profunda (incluso bien dada por ubicación).

### 3.6. Problemas y soluciones a la no detección del RTM.

A veces no se produce la contracción del abductor del pulgar. Puede haber dos motivos: la intensidad que aplicamos es baja o no hemos localizado el área 4 real. Por ello cuando apliquemos una intensidad, lo haremos no sólo sobre la zona teórica en la que debería estar el área 4 sino por sus inmediaciones (al menos 10 milímetros alrededor). Si no se obtiene solución tras esta maniobra, subimos intensidad. Si hemos subido hasta cerca del 100% con este procedimiento y seguimos sin obtener la ansiada contracción del abductor, hemos de rendirnos en esta sesión y dejarlo para la siguiente. Posiblemente hemos elevado el umbral de reposo por sensibilización y el paciente necesitaría un reposo prolongado que quizás no podamos realizar por tiempo disponible. Deberemos repetir el proceso en otra sesión. En todo caso cada 5 sesiones y en las 3 primeras siempre convendría repetir el proceso puesto que el umbral irá cambiando.

Se plantea sin embargo, un debate ético en estas contadas ocasiones en las que estamos seguros de haber realizado el procedimiento correctamente según nuestro buen saber y entender pero no logramos encontrar el umbral motor con precisión. ¿Debemos o no aplicar TMS al paciente (esperando resolver el problema del RTM en la siguiente) no ya en la A4R sino en la A4T a fin de no perjudicar al paciente que ha perdido un tiempo en venir y sufrir parte del procedimiento? Habida cuenta los escasos efectos secundarios, muchos facultativos tras consulta al paciente se inclinarán por dar la TMS y harán antes de la siguiente sesión una revisión mas exhaustiva de las características clínicas del paciente que pueden haber influido en este fallo de detección. Normalmente calmar al paciente dejando que se habitúe a la sala y procedimiento para evitar que haga posturas forzadas con las manos o reducir benzodiacepinas en pacientes sobremedicados suele ser suficiente.

### 3.7 Marcaje de las ubicaciones.

Hemos hablado de marcar el A4T , A4R y DLPF, pero no hemos dicho expresamente cómo. Se puede hacer de dos maneras con un rotulador indeleble sobre la cabeza, lo cual tiene desventajas estéticas obvias pero técnicamente es perfecto o bien siendo más realistas usando un gorro de tela (plástico o neopreno da calor) que se ajuste perfectamente a la cabeza. Marcamos en este gorro la línea media de la calota y todos los puntos que vamos detectando tanto con la cinta métrica como con la aplicación de EMT y lo ajustamos por delante a los extremos de las cejas como referencia entre sesiones.

### 3.8. Protocolo y ajuste de programas de fábrica al protocolo.

El número, intensidad, duración, frecuencias, número, tipo, ubicación de pulsos a aplicar determina los diferentes protocolos. Normalmente se usan frecuencias de 5-20 Hz en DLPFC, 5 días a la semana durante 2-9 semanas. Hay quien usa 3 días a la semana y hay quien da dos sesiones en un dia, no parece que haya ventajas claras. REf 33 y 34 de fitzpatrick

Nuestro protocolo se aplica en DLPFC a 110 del RMT, a 5-10 hz (más habitualmente 10 Hz), duración del tren de pulsos 5 segundos, tiempo entre trenes de pulsos 25 segundos, un total de 60 trenes , durante 30 minutos, total 300 pulsos por sesión. Esto corresponde a la opcion M3 del protocolo de la máquina TAMAS modificándolo mínimamente (quitando un segundo a la pausa y dándoselo al tren de pulsos). Con esta modificación M3 es similar al aprobado por la FDA. Se dan 15 sesiones a 5 por semana (total 45.000 pulsos).

Cada máquina trae por defecto una serie de programas de fábrica que corresponden a la evidencia publicada hasta la fecha, cada unidad ha de ajustar esos programas al que la evidencia y las necesidades del paciente precise. Un protocolo inhibidor un estimulador suave y uno potente y un theta-burst estimulador (iTBS) son lo mínimo. La máquina TAMAS y la mayoría del mercado cumplen con estos requisitos.

## 4. EFECTOS SECUNDARIOS DE LA EMT.

Los más frecuentes son: dolor de cabeza, enrojecimiento o dolor en la zona de estimulación, problemas auditivos (acufenos), mialgias cefálicas. Los efectos secundarios tipo dolo de cabeza o molestias en zona de estimulación suele aparecen en las primeras sesiones.

Hay varios factores que influyen y que podemos modificar sin tener que otros factores mayores del protocolo como intensidad o zona de aplicación, para paliar los efectos secundarios:

   - Se puede evitar el contacto directo del aparato y piel, dejando 1 mm para evitar el contacto directo y la transmisión de las vibraciones.
   - Se puede dar un antiinflamatorio o un antiálgico. En principio se toma a posteriori, pero algún paciente insiste en tomarlo previamente, lo cual solo tiene sentido si posteriormente no fuera eficaz y dejando de tomarlo ocasionalmente para ver si sigue siendo necesario.
   - A veces los efectos secundarios son claramente debidos a que se contraen músculos que rodean la zona de aplicación, ya que con frecuencia vemos como se contraen al rimo de los pulsos. Este hecho es bastante habitual en la

ceja y aunque es obvio y llamativo para el observador a veces pasa desapercibido para el paciente, por lo que hay que preguntar al paciente si le molesta. Si resulta molesto al paciente nos obliga a bajar intensidad o ajustar el área de aplicación en DLPFC. Este ajuste es posible ya que su localización es amplia entre 5 y 7 cm desde el A4R.

- Ya hemos visto que el trismus es un efecto secundario por mala colocación del aparato en zona periauricular, combinado con mucha potencia, debido a estimulación de zonas bajas del homúnculo. Con menos frecuencia esta zona periauricular genera contracion de los músculos de esta zona sin trismus que resulta molesta.

El efecto secundario más grave aunque infrecuente es la aparición de convulsiones inducidas por el procedimiento. Es necesario por ello dentro del apartado de contraindicaciones historiar bien el paciente y descartar que haya tenido crisis convulsivas previas, lo cual a priori debería dejar al paciente fuera del tratamiento pues hay otras alternativas como el TEC en el que precisamente usaremos esto a nuestro favor.

También hay que revisar si toma medicación que por efecto directo o su abstinencia puedan reducir el umbral convulsivo para valorar el riesgo de la aplicación o hacer ajustes de medicación.

## 5. INDICACIONES DE LA EMT.

La mejor indicación es la del tipo de depresión que sería idealmente tratable con TEC, planteándose como una alternativa previa. El paciente ideal y más estudiado es el que no ha respondido a un fármaco previo.

Este tipo de depresión que respondería a un TEC es una depresión endógena y con parámetros biológicos más que una depresión neurótica o una distímia que sin embargo será la derivación habitual para EMT en la práctica real.

## 5.1.Pacientes con depresión no endógena o neurótica y distimia.

Hemos de recordar que las depresiones neuróticas y distimias acumulan el mayor volumen de pacientes con fracaso a múltiples tratamientos farmacológicos, precisamente por su tener peor respuesta en general a tratamientos biológicos y precisar de psicoterapia añadida debido a su etiopatogenia. Son depresiones con fondo de rasgo caracterial o entorno psicosocial adverso, malos cumplimientos o malas indicaciones de fármacos o psicoterapias previas que han llevado a la cronicidad o lo que es más normal falta completa de psicoterapia añadida. No es de extrañar que este tipo de pacientes sean derivados , y encima como último recurso, a EMT. El terapeuta ha de estar preparado para esta paradoja, ya que si seguimos la lógica de lo expuesto, al ser la EMT un tratamiento biológico también la respuesta será regular.

Por tanto la mayoría de los pacientes derivados a EMT no son candidatos ideales a ella y por mas que nos esforcemos en explicar los pacientes ideales no llegarán sino mezclados con el resto.

Se plantea el dilema ético de si intentarlo con estos pacientes de todas maneras. La respuesta es sí. Los motivos son variados: puede haber fallos en diagnóstico (incluso por nuestra parte pensando que el derivante se equivoca) ya que inadecuados datos recogidos del historial pueden hacer que el paciente esté mal catalogado.

Por tanto más que rechazar a estos pacientes hay que tener en cuenta el tipo de depresión para que no nos decepcione la tasa de respuesta, dar una información realista del pronóstico y de lo que se espera de la EMT al paciente si fuera necesario y buscar añadir una psicoterapia que de verdad ayude al paciente.

### 5.2. pacientes con depresión endógena.

Los pacientes con características endógenas suelen tener recaídas bruscas y graves de rápida evolución y por ello han de ser identificados para darles prioridad en la aplicación de EMT, ya que tanto el empeoramiento como la mejoría son rápidos y reactivos al tratamiento con EMT. Por el contrario los pacientes neuróticos suelen tener depresiones más crónicas y largas aunque menos intensas y sin evolución a psicosis lo que permite retrasar unos días la aplicación si hubiera lista de espera para la EMT.

Aun así hemos de saber que la TEC es más eficaz que la EMT, pero obviamente es más cara, tiene mas complicaciones, requiere de mayor coordinación entre servicios en facultativos y enfermería (anestesia, reanimación psiquiatría) ya que necesariamente ha de ser realizada con posibilidad de reanimación cardiorespiratoria y bajo control anestésico.

### 5.3. EMT y psicoterapia.

Una forma sencilla de psicoterapia a aplicar con todos los pacientes es la de apoyo. Esto se puede conseguir aprovechando el contacto diario con el facultativo que aplica la EMT. La propia manipulación de la cabeza con contacto físico permite un contacto interpersonal más relajado en el que se rompe el contexto médico paciente de consultorio y en el que día a día el paciente nos revela datos sociobiográficos y modos de interaccionar a los problemas que nos van a permitir proponer cambios en su conducta o dirigir a un psicoterapeuta adecuado, lo cual ha de ser también a nuestro juicio un objetivo de la EMT.

### 5.4. tiempo de derivación.

La derivación a tiempo de EMT es un factor que no se tiene en cuenta. Se suele dejar como último recurso, especialmente por aquellos que no confían en ella por su novedad que suelen ser los mismos facultativos que derivan a las depresiones neuróticas creándose así un circulo negativo que no hace mejorar la confianza en la técnica al tener tasas bajas de respuesta por mala o tardía indicación.

Sin embargo una derivación a tiempo aumentará la tasa de respuestas, evitará ingresos y el uso de TEC.

## 5.5. Tasa de respuestas dentro de una Unidad, justifcación del recurso de la EMT.

El mantenimiento de un recurso como la EMT dependerá de su uso y éste de la impresión que los clínicos y los Directivos tengan respecto a la eficacia de la técnica.

Como ya hemos visto una mala derivación o una derivación a destiempo bajará la tasa de respuesta ala EMT.

Se da la paradoja de que habitualmente derivan mal (a esta u otra técnica) los más desconocedores y reacios con la técnica que con facilidad se vuelven críticos despiadados pues con una baja tasa de respuestas se cumplen sus sospechas, generándose una profecía autocumplida. Pasa lo mismo con los profesionales que no dominan los fármacos que acaban siendo reacios a su uso visto lo mal que van (por lo mal que los usan). Situaciones más drámaticas pasan en unidades de rehabilitación en los que la aceptación de un paciente para el que no están preparadas no solo no beneficia al que entra sino que perjudica al resto de usuarios.

Por tanto hay que proteger a la técnica de alguna manera de este sesgo de profecía autocumplida ya que como hemos visto la mayor parte de las derivaciones son inadecuadas en tiempo o criterios. No esperemos en principio autocrítica respecto a la derivación y la difusión de sus indicaciones tiene un efecto limitado en el tiempo y produce ocasionales rechazos.

La solución de muchos recursos es poner criterios claros de derivación. Como en esta técnica el único no beneficiado en el corto plazo es un paciente y no otros usuarios podremos permitirnos como hemos dicho aceptar todo tipo de pacientes pero advirtiendo en casos no indicados de la tasa de respuesta desfavorable esperable. Aun así si esto no es suficiente y acaba desacreditándose la técnica habrá que elaborar una estrtegia nueva de comunicación o cerrar los criterios de indicación.

Por otro lado la EMT tiene su propia variablidad y estadísticas publicadas que habremos de tener en cuenta en la explicación de nuestras tasas de respuesta para nuestra muestra: por ejemplo si son pacientes que no han respondido a uno varios tratamientos farmacológicos previos, si la EMT se da manteniendo medicación previa o sustituyéndola, rTMS versus iTMS, etc.

En definitiva es necesario elaborar unas estadísticas desglosadas por subtipos permitirán tener una visión clara de lo que hacemos, nos permitirá replantear mejoras continuas en la técnica y permitirá explicar a terceros nuestros resultados. Obviamente acompañar la aplicación de la EMT con escalas de valoración usadas de forma estándar le dará a estas estadísticas aún más valor a parte de permitirnos ascender a la publicación de resultados a la comunidad científica. Por ello como se verá en la parte de protocolo nuestra asistencia rutinaria incluye escalas de depresión, ansiedad, Impresión clínica y valoración de la técnica por el paciente.

### 5.6. Otras patologías.

Existen indicaciones fuera de la psiquiatría, pero centrándonos en las psiquiátricas, hay que destacar la psicosis en síntomas agudos y el trastorno obsesivo compulsivo o la ansiedad asociada o no a patología depresiva. Como no hay indicaciones claras tal cual vimos en nuestras revisión, no vamos a explicar en detalle, solo indicar que hay que probar protocolos. Nosotros hemos obtenido muy buenas respuestas con aplicación del mismo protocolo de la depresión en 3 casos (HF-rTMS) en DLPFC izdo y en un caso cominando este protocolo con inhibición en haciendo inhibición del DLPFC derecho.

## 5.7. Práctica habitual en nuestro ámbito de asistencia.

La aprobación de la FDA se obtuvo para un caso concreto: no respuesta a un antidepresivo. Existen sin embargo múltiples publicaciones en todo tipo de pacientes. Por ello nosotros no restringimos el uso a ningún tipo, pero advertimos de que esta práctica sin control puede llevar a desacreditar la técnica por mala selección y derivación, por eso hemos dedicado el epígrafe previo a la gestión de este problema.

Lo normal es que el paciente venga con una medicación a la que ya está comprobado que no responde pero que tanto el paciente como el psiquiatra han decidido mantener mientras se encuentre otra solución. A  veces el paciente está polimedicado. En muchos casos el paciente nos informa de que ya ha probado todo. Solo hemos visto al paciente en la entrevista de selección para la EMT. No nos queda claro si al derivante le va a molestar que cambiemos la medicación, no queremos mezclar efectos de fármacos nuevos con los de la EMT, etc. Por al menos estos factores resulta complicado cambiar a otra medicación y dar a la vez EMT, aunque las referencias de publicación dicen que es mejor hacer esto que dejarlo con la medicación a la que no responde y dar EMT. Por ello muchos cambios de medicación se realizan en subsiguientes visitas de revisión previo permiso de su psiquiatra habitual o  aun mejor realizados por el. Se plantea en tal caso desde qué momento contar como inicio la EMT, pero como el número de sesiones es flexible no es realmente un problema, sino solo un aspecto a tener en cuenta.

En todo caso el inicio conjunto de EMT y nueva medicación no ha de hacerse solo porque las publicaciones lo apoyen sino que ha de hacerse sobre base clínica: el balance efectos secundarios/no respuesta no justifica mantener al fármaco previo o a petición del paciente cumpliéndose criterios de no respuesta que demandando una urgencia en la respuesta y asumir más riesgos de interacciones, etc.

Como se ve somos partidarios de protocolos flexibles, de no excluir pacientes, de adaptar incluso el protocolo a indicaciones nuevas o patologías comórbidas. Porque todo ha de ajustarse para el mejor beneficio del paciente.

## 6. CONTRAINDICACIONES DE LA EMT

### 6.1. Objetos metálicos en o cerca de la cabeza.
Los dispositivos EMT están contraindicados para su uso en pacientes que tienen metales conductivos, ferromagnéticos u otros sensibles magnéticamente implantados en su cabeza o dentro de los 30 cm de la bobina de tratamiento. Los ejemplos incluyen implantes cocleares, electrodos/estimuladores implantados, clips o espirales para aneurismas, stents, fragmentos de balas, joyas y pasadores para el cabello. El incumplimiento de esta restricción podría ocasionar lesiones graves o la muerte

### 6.2. Dispositivos estimuladores implantados en o cerca de la cabeza.
Los dispositivos rTMS están contraindicados para su uso en pacientes que tienen implantes activos o inactivos (incluidos los cables del dispositivo), incluidos los estimuladores cerebrales profundos, los implantes cocleares y los estimuladores del nervio vago. El uso contraindicado puede provocar lesiones graves o la muerte. La presencia de marcapasos cardiacos se valorará individualmente

### 7. PROTOCOLO TIPO INCLUYENDO CONSENTIMIENTO Y HOJA DE INFORMACION Y DIBUJOS.
El consentimiento (anexo 1) y protocolo (anexo 2) y de nuestro hospital fue elaborado junto al Doctor Peláez que le dio

forma final y puede servir de base para ser modificado en cualquier otro centro. Se adjunta como anexo 1. Hemos quitado los logos de nuestro Hospital y de Consejería para facilitar su difusión.

El protocolo incluye desde las escalas que usamos (BDI, STAI), impresión clínica global antes y después de la aplicación, encuesta de satisfacción y calidad, el registro de las sesiones (niveles de intensidad, fecha, facultativo, etc), datos sociodemográficos y de filiación, la tabla de conversión de distancia nasión-ision para encontrar el punto central de la calota,

## 8. MANUAL DEL TAMAS INCLUYENDO FOTOS TAMAS

Se adjuntan en anexo 3 figuras e ilustraciones del manual de nuestro aparato de estimulación magnética, cedidos con permiso por Hersill.

En otros aparatos podrá cambiar algo la interfaz y la estructura física, pero en todos encontraremos en elementos comunes como la selección de modos (alta frecuencia, baja frecuencia theta-burst, etc) posibilidad de cambios para tiempos y frecuencias así como material complementario.

Si alguien se encuentra con ánimo en internet se puede encontrar hasta planos para fabricar un aparato, cosa que desaconsejamos. Nosotros sólo hemos llegado a fabricarnos un electromiógrafo de superficie con fines docentes ya que consideramos que sin acreditación por industria nada se puede usar en terapia.

## 9. IMÁGENES Y MATERIAL COMPLEMENTARIO.

En el propio protocolo, texto y anexo se han incluido imágenes que proceden del manual del TAMAS cedidas por Hersill o libres de derechos de paginas como flickr o shutterstock o presentaciones docentes cedidas por sus ponentes.

# 10. ANEXOS

## APLICACIÓN DE ESTIMULACIÓN MAGNÉTICA TRANSCRANEAL (EMTr)

## SOLICITUD DE INFORMACIÓN:

Deseo ser informado sobre el procedimiento que se va a realizar:  **Sí**☐ **No**☐

Deseo que la información le sea proporcionada a

## DESCRIPCIÓN DEL PROCEDIMIENTO:

### Qué es la Estimulación Magnética Transcraneal?

La Estimulación Magnética Transcraneal (EMT) es una técnica no invasiva que comenzó a utilizarse hace más de veinte años y ha demostrado su eficacia en el tratamiento de algunas enfermedades neuropsiquiátricas, como por ejemplo la depresión resistente.

Su mecanismo de acción consiste en estimular o frenar la actividad de determinadas regiones cerebrales mediante la aplicación de un campo magnético intenso generado por medio de una bobina electromagnética que se apoya sobre la la piel de la cabeza. El campo magnético suele ser de 3 teslas e induce cambios en la transmisión en las neuronas hasta unos 3 centímetros por debajo de la zona de aplicación.

El campo magnético pasa a través de la piel y el cráneo sin necesidad de cirugía o sedación, el paciente está siempre consciente. En función del tipo de campo magnético aplicado se producirá un aumento o disminución de la excitabilidad neuronal así como cambios en el metabolismo de algunos neurotransmisores entre otros efectos.

Los estudios científicos sugieren que deben aplicarse entre diez y quince sesiones de tratamiento de media. Se aplican realiza de manera ambulatoria (sin ingreso), no es necesaria ninguna preparación del paciente, cada sesión dura aproximadamente 30 – 60 minutos, y el paciente puede regresar a su casa de forma inmediata sin necesidad de quedarse en observación .

Las sesiones de tratamiento se administran 3-5 días a la semana por un periodo de 2-4 semanas según cada paciente Sin embargo, esto puede variar dependiendo de la respuesta al tratamiento.

**¿Quién prescribe y administra la Estimulación Magnética Transcraneal repetitiva (EMTr)?**

Es prescrita por el médico psiquiatra habitual del paciente o del equipo de EM tras valoración de su necesidad.

Hay tres fases de la terapia de EMT: La consulta previa para determinar si usted es un candidato adecuado para el tratamiento, la administración de la terapia de EMT y la atención y seguimiento de su enfermedad después de completar la terapia de EMT.

Uno o varios médicos psiquiatras monitorizarán todo el tratamiento. El paciente puede detener el tratamiento en cualquier momento simplemente alejando  la cabeza de la bobina 3 centímetros.

**¿Cuándo se utiliza la Estimulación Magnética Transcraneal (EMT) repetitiva (EMTr)?**

Los pacientes que no han podido lograr una respuesta adecuada de los antidepresivos o que no pueden tolerar los medicamentos son buenos candidatos para la aplicación de la terapia de estimulación magnética transcraneal repetitiva. Son tratamientos aprobados en muchos países. Por ejemplo en EEUU la Food and Drug Administration (FDA) lo aprueba para depresión resistente a un antidepresivo mediante un protocolo específico. Nosotros aplicamos un protocolo similar al de la FDA con las modificaciones que nuestra máquina nos exige.

A parte del protocolo mencionado para la depresión resistente en nuestro hospital también aplicamos la Estimulación Magnética Transcraneal en otras enfermedades mentales como trastorno obsesivo compulsivo (TOC), síntomas de la esquizofrenia, alteraciones del circuito de recompensa, etc Se aplica según los protocolos que se van publicando en un nivel de evidencia científica suficiente. Si su caso entra dentro de estas opciones su médico le informará al respecto del protocolo que se va a aplicar y del nivel de evidencia en el momento.

Los pacientes que son menos resistentes al tratamiento responden mejor a la Estimulación Magnética Transcraneal repetitiva (EMTr) que aquellos que son altamente resistentes al tratamiento antidepresivo. La Estimulación Magnética Transcraneal repetitiva (EMTr) combinada con medicamentos antidepresivos parece ser más efectiva que la EMTr sola o que los antidepresivos solos.

**¿En qué consiste un procedimiento de Estimulación Magnética Transcraneal repetitiva?**

En cada sesión de estimulación magnética transcraneal repetitiva, usted se sentará en una silla de tratamiento especialmente diseñado y reclinado. Usted estará completamente despierto y alerta, y puede hablar incluso durante el tratamiento.

Lo único que se le va a pedir es que mantenga la posición de su cabeza en la posición indicada, lo más inmóvil posible durante la aplicación del tratamiento, si retira la cabeza de la bobina está perderá efecto, si por mover la cabeza la bobina se aplica fuera de la zona indicada los efectos pueden ser desde anodinos a molestos o inesperados.

Debido a que la Estimulación Magnética Transcraneal repetitiva (EMTr) utiliza pulsos magnéticos, antes de comenzar un tratamiento, a usted se le pide que retire cualquier objeto magnético metálico o sensible al magnetismo (tales como joyas, pendientes, tarjetas de crédito, móviles, gafas) . Los pacientes si lo desean pueden llevar tapones para los oídos para protección auditiva durante el tratamiento, ya que en intensidades altas se produce un chasquido fuerte con cada pulso, muy similar a una máquina de resonancia magnética ya que rigen similares principios de física. Se puede escuchar música durante el tratamiento para minimizar el sonido del equipo.

Durante cada sesión de Estimulación Magnética Transcraneal repetitiva (EMTr), se realizan varias mediciones para asegurarse de que la bobina de EMT sea posicionada de forma correcta sobre la cabeza del paciente a fin de encontrar el área motora voluntaria y determinar mediante varios pulsos el umbral de acción a fin de determinar la dosis que le es necesaria aplicar en su caso.

Una vez determinado el umbral motor, la bobina se lleva hacia adelante de modo que descanse encima de la región frontal del cerebro del paciente. El tratamiento se inicia a continuación.

Durante el tratamiento, usted puede escuchar una serie de chasquidos y sentirá una sensación de golpecitos ligeros bajo la bobina de tratamiento.

**BENEFICIOS:**

La EMTr no requiere sedación o anestesia general, por lo que los pacientes están completamente despiertos y conscientes durante el tratamiento. No hay un "tiempo de recuperación ", por lo que los pacientes pueden volver a casa inmediatamente e incluso volver a sus actividades habituales.

La Estimulación Magnética Transcraneal permite a los médicos psiquiatras dirigir el estímulo a partes muy específicas del cerebro, dejando otras áreas fuera del área de estimulación. La EMT no conduce a problemas de memoria u otras alteraciones en el pensamiento.

Cuando la RTMS es eficaz los pacientes experimentan alivio de los síntomas de la depresión y otras manifestaciones psiquiátricas, su capacidad de pensar y funcionar normalmente mejora repercutiendo en la mejoría de la calidad de vida del paciente y de sus familiares.

Los datos de eficacia y seguridad sitúan la EMT como una estrategia para terapia electroconvulsiva (TEC) con la que comparte indicaciones, es también una forma de aumentar la eficacia del tratamiento farmacológico o una alternativa a cambiar o suspender el tratamiento farmacológico. En el 80% de los pacientes tratados con EMT se evita el tratamiento con TEC.

## ALTERNATIVAS AL PROCEDIMIENTO:

Los medicamentos antidepresivos y la psicoterapia son los tratamientos de primera línea para la depresión mayor. Estos tratamientos sin embargo, no funcionan en todos los pacientes, en tal caso las alternativas son añadir o cambiar a un antidepresivo de otra familia química o de perfil diferente, realizar una potenciación con litio, hormonas tiroideas, etc, aplicar TEC o aplicar EMT. El orden de preferencias viene marcado por las características del paciente, experiencia del psiquiatra y nivel de evidencia científica del momento.

La Terapia Electroconvulsiva (TEC) es un tratamiento diferente  de la EMT. En la TEC se usa la electricidad para producir una actividad convulsiva o descarga neuronal en el cerebro mientras el paciente está bajo anestesia. Sin embargo en la EMT lo que se aplica es un campo magnético, no electricidad y no requiere por ello anestesia.

La TEC se considera en el momento actual el tratamiento más efectivo para determinados tipos de depresión severa de todos los ya mencionados (incluida la EMT), pero los efectos secundarios pueden ser mucho más molestos e importantes que los de la EMT.

## RIESGOS DEL PROCEDIMIENTO:

Se asocia con pocos efectos secundarios y sólo un pequeño porcentaje de pacientes interrumpen el tratamiento a causa de estos. El efecto secundario más común, que se reporta en cerca de la mitad de los pacientes tratados es el dolor de cabeza. Son leves y generalmente disminuyen con el curso del tratamiento. Los analgésicos habituales se pueden utilizar, antes o después de las sesiones de EMT para el tratamiento de estos dolores de cabeza.

Aproximadamente un tercio de los pacientes pueden experimentar sensaciones dolorosas en el cuero cabelludo con pulsos de Estimulación Magnética Transcraneal repetitiva. Con el tiempo, el cuero cabelludo se vuelve menos sensible a la sensación de golpeteo de los pulsos magnéticos y el tratamiento no produce molestias pues tienden a disminuir en el transcurso del tratamiento.

El equipo produce un ruido fuerte a intensidades altas y debido a esto, los tapones para ambos oídos pueden disminuir considerablemente dicha incomodidad por lo que es posible ofrecer al paciente durante el tratamiento. Algunos pacientes pueden quejarse de problemas de audición inmediatamente después del tratamiento. Ninguna evidencia sugiere que estos efectos son permanentes.

El riesgo más grave aunque realmente muy infrecuente de la Estimulación Magnética Transcraneal repetitiva (EMTr) son las convulsiones. Aunque el riesgo es muy bajo se minimiza aún mas con una historia clínica exhaustiva sobre factores de riesgo y antecedentes de crisis previas por lo que le pediremos que haga memoria de sus antecedentes de convulsiones, traumatismos en cabeza, consumo de fármcos, sustancias de abuso, alcohol, etc

Es importante señalar que a pesar que la Estimulación Magnética Transcraneal repetitiva (EMTr) es un procedimiento muy seguro, debido a que se trata de un tratamiento relativamente nuevo, puede haber riesgos imprevisibles que actualmente no están reconocidos.

### RIESGOS PERSONALIZADOS:

En su caso los riesgos personalizados más importantes son:

Los pacientes con algún tipo de metal no extraíble en la cabeza (con la excepción de los apoyos o empastes dentales) DEBEN COMUNICARLO. El incumplimiento de esta norma puede causar que el objeto se caliente, se mueva y el mal funcionamiento provoque lesiones importantes.

La siguiente lista son los implantes metálicos que pueden impedir que un paciente reciba Estimulación Magnética Transcraneal repetitiva (EMTr):

- Los clips de aneurisma a nivel cerebral.
- Los stents en el cuello o en el cerebro.
- Estimuladores implantados a nivel cerebral como los usados en la Enfermedad de Parkinson.
- Los marcapasos cardíacos o desfibrilador de cardioversión implantable.
- Los electrodos para monitorizar la actividad cerebral.
- Los implantes metálicos en oídos y ojos.
- Fragmentos de bala en la cabeza o cerca de ella.
- Tatuajes faciales con objetos metálicos o sensibles al magnetismo.
- Otros dispositivos metálicos u objetos implantados en la cabeza o cerca de ella.

**Declaraciones y firmas:**
D./Dª: con DNI:

- DECLARO: Que he sido informado con antelación y de forma satisfactoria por el médico, del procedimiento **(APLICACIÓN DE ESTIMULACIÓN MAGNÉTICA TRANSCRANEAL - EMTr)** que se me va a realizar así como de sus riesgos y complicaciones.

- Que conozco y asumo los riesgos y/o secuelas que pudieran producirse por el procedimiento propiamente dicho, o por complicaciones del mismo, pese a que los médicos pongan todos los medios a su alcance.

• Que he leído y comprendido este escrito. Estoy satisfecho con la información recibida, he formulado todas las preguntas que he creído conveniente y me han aclarado todas las dudas planteadas.

• También comprendo que, en cualquier momento y sin necesidad de dar ninguna explicación, puedo revocar el consentimiento que ahora presto, con sólo comunicarlo al equipo médico, sin que esto repercuta en mis cuidados médicos.

Firma del médico que informa     Firma del paciente

Dr/a: ....................     D./Dª.....................

Colegiado nº.....................     D.N.I .....................

Fecha: ....................     Fecha .................


D./Dª: , con DNI: .....................

en calidad de  a causa de  ............
doy mi consentimiento a que se le realice el procedimiento propuesto.

Fecha: ....................


Firma del tutor/representante

Conozco mi derecho a renunciar expresamente y por escrito a ser informado de la prueba. Deseo no ser informado de la prueba.                              Firma:

**Revocación del consentimiento**

D./Dª: ....................    , con DNI: ...............

REVOCO el consentimiento anteriormente dado para la realización de este procedimiento por voluntad propia, y asumo las consecuencias derivadas de ello en la evolución de la enfermedad que padezco / que padece el paciente.

Nombre y Firma del paciente

Nombre y  Firma del representante (en su caso)

Fecha: .....................

**Rechazo del tratamiento**

D./Dª: , con DNI:

RECHAZO la realización de este procedimiento por voluntad propia, y asumo las consecuencias derivadas de ello en la evolución de la enfermedad que padezco / que padece el paciente.

Nombre y Firma del paciente


Nombre y  Firma del representante (en su caso)

Fecha:

**RECUERDEN QUE EL CONSENTIMIENTO INFORMADO DEBE IR FIRMADO EN TODAS LAS CARAS POR EL PACIENTE Y CUMPLIMENTADO ÍNTEGRAMENTE.**

## 10.2. ANEXO 2. PROTOCOLO CLÍNICO DE ESTIMULACIÓN MAGNÉTICA TRANSCRANEAL.

| PROTOCOLO CLÍNICO ESTIMULACIÓN MAGNÉTICA TRANSCRANEAL | |
|---|---|
| | Código |
| | Versión |
| | Fecha vigor |
| | Página |

| Elaborado: | Revisado: | Visto bueno |
|---|---|---|
| Nombre: | Nombre: | |
| Puesto: | Puesto: | |
| Firma: | Firma: | Firma |

*REGISTRO DE CAMBIOS (fecha/versión):* ......................

## *DOCUMENTOS RELACIONADOS*

| |
|---|
| Ley 21/2000, de 29 de diciembre, sobre los derechos de información concerniente a la salud y autonomía del paciente y la documentación clínica, en relación con el consentimiento informado<br>    Ley 41/2002, de 14 de noviembre, básica reguladora de la autonomía del paciente y de derechos y obligaciones en materia de información y documentación clínica |

## *NORMA Y PUNTO DE REFERENCIA*

NORMA ISO 9001

    7.1.3 Infraestructura

La estimulación magnética transcraneal (TMS en inglés) es una técnica de estimulación cerebral no invasiva que fue creada en 1985 por Brunoni et al. (1).

Los dispositivos de TMS convierten la electricidad en campos magnéticos focales de alta intensidad (por ejemplo 3 teslas)  pero poco radio de acción efectivo (3-4 cm). Aplicando estos campos en determinadas zonas de la superficie del cráneo se busca modular la función de las neuronas corticales mas superficiales (2) alterando su excitabilidad (3) y que estas provoquen cambios en los circuitos locales e indirectamente en otros circuitos más distantes conectados con los circuitos locales.

La TMS repetitiva o rTMS en inglés, es una nueva técnica neurofisiológica basada en TMS, que implica el suministro de estímulos repetidos en un sitio cortical específico.

La estimulación de baja frecuencia de rTMS ($\leq 1$ Hz) puede reducir la excitabilidad de las neuronas e inhibir la actividad cortical, mientras que la estimulación de alta frecuencia ($\geq 5$ Hz) puede aumentar la excitabilidad de las neuronas y mejorar la actividad cortical (4).

Hasta la fecha, rTMS ha sido aprobado como una terapia clínica para el Trastorno Depresivo Mayor en varias regiones, incluidos EE. UU., Canadá y la Unión Europea (5).

## 2. Palabras clave

Non-invasive brain stimulation

Repetitive transcranial magnetic stimulation

Transcranial direct current stimulation

Major depressive disorder

## 3. Definición, alcance y objetivos

### 3.1.    DEFINICIÓN

Un sistema de estimulación magnética transcraneal repetitiva es un dispositivo externo que administra campos magnéticos en trenes de pulsos repetitivos de magnitud suficiente para inducir potenciales de acción neuronal en la corteza cerebral. En el caso del trastorno depresivo mayor dicha administración se llevará a cabo en la corteza prefrontal dorsolateral (DLPFC, en inglés) (6, 7). La rTMS se usa para tratar el trastorno depresivo mayor de dos maneras distintas:

• rTMS de alta frecuencia (10 ó 20 Hz) dirigida a DLPFC izquierda(8)

• rTMS de baja frecuencia ($\leq$ 1 Hz) dirigida a DLPFC derecha (9)

Entre otros la rTMS inhibidora sobre el DLPFC derecho mejora y regula el afecto y aumenta las tasas de respuesta a la monoterapia antidepresiva para el trastorno depresivo mayor(9). La rTMS de alta frecuencia (10Hz) aplicada al DLPFC izquierdo mejora las habilidades de cambio de tarea en individuos deprimidos y mejora el procesamiento de las emociones negativas. (10).

La rTMS se aplica según ciertos protocolos demostrados eficaces incluso en estudios contra placebo. Por ejemplo cuando se aplica diariamente durante 3 semanas con una frecuencia de 10 Hz y una intensidad del 110% del umbral motor ha demostrado eficacia en el tratamiento de pacientes con trastorno depresivo mayor que no han respondido al menos a un antidepresivo (11)

## 3.2.    ALCANCE

La población diana inicial de este protocolo serían aquellos pacientes que hayan sido diagnosticados de Trastorno Depresivo Mayor y que no hayan respondido al menos a un tratamiento antidepresivo. Según aparezcan nuevas evidencias en otros trastornos o se consoliden las ya existentes (trastorno obsesivo, adicciones/circuito de recompensa, tinnintus, dolor neuropático, etc) se podrían aplicar a estos trastornos.

Los profesionales implicados serán el personal de enfermería y los facultativos especialistas de área que apliquen la rTMS la técnica.

## 3.3.    OBJETIVOS

### 3.3.1.    OBJETIVO PRINCIPAL

El objetivo de este protocolo es administrar correctamente la rTMS, disminuyendo la variabilidad entre los profesionales y buscando la eficiencia, seguridad y calidad del procedimiento.

### 3.3.1.    OBJETIVO SECUNDARIO

- Eficiencia: Lograr la mejoría clínica empleando el mínimo de recursos necesarios.

- Seguridad: Disminuir al máximo la probabilidad de efectos adversos.

- Calidad percibida: Aumentar la percepción de calidad en la atención recibida por parte del paciente y su familia de la atención.

- Innovación: Situar al Hospital Universitario Fundación Alcorcón en la vanguardia de la aplicación de tratamientos en la atención sanitaria pública en la Comunidad de Madrid y a nivel Nacional.

## 4. Recursos humanos y materiales

## 4.1.  RECURSOS HUMANOS

### 4.1.1.  PSIQUIATRIA

- Revisar estado clínico y situación del paciente.

- Explicar la técnica, el objetivo y obtener el consentimiento informado.

- Encender aparato rTMS, comprobar funcionamiento y configurar parámetros previamente decididos.

- Elegir el punto de estimulación y la intensidad de estimulación en función del umbral motor.

- Informar al paciente del inicio del procedimiento.

- Realizar el evolutivo en la historia clínica, comprobar contraindicaciones, situación general del paciente antes y después de sesiones, registrar eventos adversos y pauta aplicada en historia.

- Realizar informe de alta cuando corresponda

- Informar a los familiares

### 4.1.2. ENFERMERIA DE CONSULTAS EXTERNAS

- Identificar al paciente

- Acompañar al paciente.

- Comprobar que está firmado el consentimiento informado.

- Proporcionar los test psicométricos y supervisión de la correcta cumplimentación.

- Limpieza de piel y colocación de la bobina.

- Valorar y registrar el estado del paciente, así como la presencia de cefalea, mareo, agitación, etc.

- Revisar que el paciente no lleve objetos metálicos como horquillas, pendientes, pulseras, cadenas, etc.

- Revisar que el paciente no lleve prótesis o implantes en la cabeza (ver 5.3).

- Cumplimentar apartados correspondientes en la hoja de registro de variables socio-demográficas (Anexo I)

- Cumplimentar apartados correspondientes al seguimiento de las sesiones. Anexo II.

  o Peso y Estatura

o Medicación al inicio y cambios en el tratamiento realizados durante la administración de la rTMS

o Constantes pre-rTMS  (presión arterial y temperatura comporal)

o Registro de pauta aplicada de TMS (intensidad, duración, localización, etc).

- Organizar el material

- Supervisar al paciente durante el periodo de estimulación.

---

### 4.1.3. RECEPCIONISTAS

Informar de la ubicación del cuarto de tratamiento en caso de ser preciso.


## 4.2.    RECURSOS MATERIALES

Estimulador de TMS

Sillón para la aplicación de la TMS

Sala de tratamiento

Tapones para los oídos

Gorro de baño para localización de áreas corticales

Test psicométricos (*Beck Depression Inventory*-BDI; *Stat-Trait Anxiety Inventory* -STAI)  y la escala de Impresión Clínica Global (ICG) . Anexo V.

## 5.1.    DEFINICIÓN

Un sistema de estimulación magnética transcraneal repetitiva es un dispositivo externo que administra campos magnéticos en trenes de pulsos repetitivos de magnitud suficiente para inducir potenciales de acción neuronal en la corteza cerebral. En el caso del trastorno depresivo mayor dicha administración se llevará a cabo en la corteza prefrontal dorsolateral.

## 5.2.    INDICACIONES

Tratar los síntomas del Trastorno Depresivo Mayor según el DSM-5 o la CIE-10 en los que han fallado al menos un medicamento antidepresivo. Se podrán introducir ajustes en la técnica aplicada según cambios en la evidencia científica, características del paciente, respuesta al tratamiento, etc.

Según se produzcan cambios en la evidencia científica, este protocolo o sus variaciones, se podrán utilizar en otras patologías médicas.

### 5.2.1.    RTMS PARA EL TRASTORNO DEPRESIVO

La rTMS se aplica en pacientes con Trastorno Depresivo mayor, con Trastorno Depresivo Crónico, con Trastorno de Ansiedad (trastorno obsesivo esencialmente) y en paciente con Trastorno Depresivo resistente a medicación(12, 13). El protocolo utilizado, varía en función de la frecuencia de las sesiones pero uno de los más utilizados ha sido el de 3000 pulsos por sesión con un total por tratamiento de 45000 pulsos(11).

### 5.2.2. RTMS DE CONTINUACIÓN/MANTENIMIENTO

La rTMS de mantenimiento se ha demostrado eficaz siguiendo el mismo protocolo de tratamiento en diferentes formas de administración (14):

- 2 veces por semana durante 1 mes

- 1 vez por semana durante 2 meses

- 1 vez cada 2 semanas durante 9 meses.

## 5.3. CONTRAINDICACIONES

Dispositivos electrónicos implantados, los objetos conductores de electricidad por ser susceptibles de verse afectados por un campo magnético.

### 5.3.1. OBJETOS METÁLICOS EN O CERCA DE LA CABEZA

Los dispositivos rTMS están contraindicados para su uso en pacientes que tienen metales conductivos, ferromagnéticos u otros sensibles magnéticamente implantados en su cabeza o dentro de los 30 cm de la bobina de tratamiento. Los ejemplos incluyen implantes cocleares, electrodos/estimuladores implantados, clips o espirales para aneurismas, stents, fragmentos de balas, joyas y pasadores para el cabello. El incumplimiento de esta restricción podría ocasionar lesiones graves o la muerte.

Los dispositivos rTMS están contraindicados para su uso en pacientes que tienen implantes activos o inactivos (incluidos los cables del dispositivo), incluidos los estimuladores cerebrales profundos, los implantes cocleares y los estimuladores del nervio vago. El uso contraindicado puede provocar lesiones graves o la muerte. La presencia de marcapasos cardiacos se valorará individualmente.

## 5.4. EFECTOS SECUNDARIOS

Los más frecuentes son: dolor de cabeza, enrojecimiento o dolor en la zona de estimulación, problemas auditivos (acufenos), mialgias cefálicas.

Un efecto secundario que aparece de forma infrecuente pero que por su importancia merece atención, es el riesgo de crisis convulsivas. Es por ello, que hay que estudiar antecedentes médicos que bajen el umbral convulsivogeno por ser una contraindicación relativa (ictus, abstinencia a benzodiacepinas o alcohol, uso de psicoestimulantes, TCE, antecedentes de epilepsia en el paciente o familiares u otras enfermedades neurológicas, etc).

## 6. Proceso

La estimulación magnética transcraneal repetitiva se realizará utilizando un estimulador TAMAS con una bobina en 8 capaz de crear un campo magnético de 3 teslas. En los pacientes con Trastorno Depresivo se realizará una estimulación en la corteza prefrontal dorsolateral izquierda. Para ello se localizara el área de la corteza motora correspondiente al pulgar derecho mediante pulsos aislado. Una vez localizado se realizará una estimulación a 5 cm anterior a dicho punto. La bobina se colocará a lo largo de un plano oblicuo superior izquierdo con un punto de rotación alrededor de la punta de la nariz del paciente. La intensidad de la estimulación será un 110% del umbral motor de reposo del músculo abductor corto del pulgar derecho. La estimulación en el procedimiento habitual se realizará a 10 Hz durante 5 segundos, con un periodo entre los trenes de pulsos de 25 segundos. La sesión de tratamiento durará 30 minutos por lo que se darán 60 trenes de pulsos que supondrán un total de 3000 pulsos por sesión. El tratamiento durara 3 semanas y el paciente acudirá 5 días en semana. Por lo que recibirá 15 sesiones de tratamiento y un total de 45.000 pulsos.

## 6.1.    PROCESO PARA LA REALIZACION DE LA ESTIMULACION MÁGNETICA TRANSCRANEAL

Encender el estimulador TAMAS

Comprobar la elección del programa conforme a las especificaciones siguientes

Intensidad: 110% de la intensidad del umbral de reposo

Frecuencia: 10 Hz

Duración del tren de pulsos: 5 segundos

Tiempo entre pulsos: 25 segundos

Lavarse las manos con agua y jabón/ solución hidroalcohólica

Colocarse los guantes

Realizar la medida Nasión-Inion

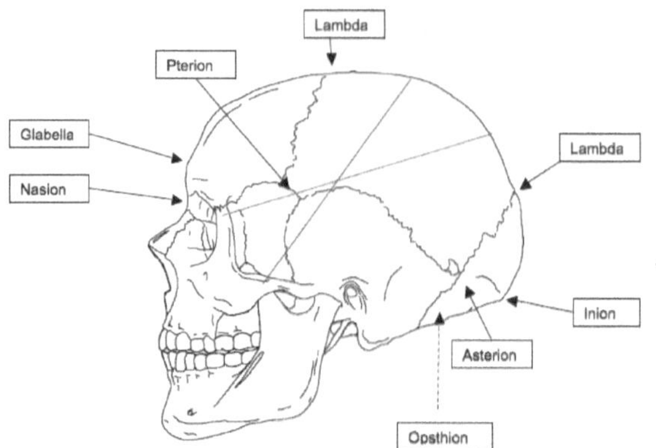


A una distancia del 40% desde el nasión

Descender 5 cm en perpendicular a la línea imaginaria de unión entre Nasión-Isión, por el hemicraneo izquierdo. Se utilizará la tabla del anexo III para calcular dicha distancia

Marcar el punto de estimulación (se usará gorro o bien se marcará con indeleble en cuero cabelludo).

Colocar la bobina de estimulación en el punto correcto

Determinar el umbral de reposo, mediante la estimulación del área 4 de Brodmann correspondiente al abductor del pulgar. Cuando se obtienen 5 contracciones sobre 10 estímulos, se toma esa medida como umbral motor.

Adelantar la bobina unos 6 cm desde el punto de estimulación en el que se detectó el umbral motor hacia nasión en paralelo a la línea nasion-ision para apoya la bobina en la corteza prefrontal dorsolateral (DLPFC).

Iniciar el programa de estimulación

Supervisar el paciente durante el periodo de estimulación.



## 7. Observaciones

### 7.1.  ASPECTOS ÉTICO-LEGALES

Para la administración del tratamiento de estimulación magnética transcraneal es preceptivo obtener primero por escrito el consentimiento informado del paciente, tal y como se indica en el artículo 8 de la Ley 41/2002, de Autonomía del Paciente.

Si el paciente no tiene capacidad decisoria, y se juzga imprescindible aplicar el tratamiento de estimulación magnética transcraneal, procede obtener el consentimiento informado por representación, tal y como indica la mencionada Ley de Autonomía del Paciente en su artículo 9, apartado 3, letra a: " Se otorgará el consentimiento por representación cuando el paciente no sea capaz de tomar decisiones, a criterio del médico responsable de la asistencia, o su estado físico o psíquico no le permita hacerse cargo de su situación. Si el paciente carece de representante legal, el consentimiento lo prestarán las personas vinculadas a él por razones familiares o de hecho".

La información contenida en este documento deberá ser explicada de manera adecuada a paciente y familiares por el facultativo (Psiquiatra). Ver documentos anexos.

### 7.2.  COMITÉ CLÍNICO DE LA RTMS

Constituido por:

Responsable de Psiquiatría (Coordinador del Programa rTMS) y Psiquiatra que aplica la RTMS, Enfermería (Supervisor de enfermería). Además se podrá invitar al psiquiatra que deriva al paciente desde el Centro de Salud Mental, y a especialistas de otra especialidad implicada en el caso concreto.

Funciones:

• Toma de decisiones colegiada en casos de especial complejidad (a petición del Coordinador del Programa rTMS).

• Revisión del funcionamiento del Programa rTMS (reunión semestral) mediante los indicadores de proceso y de resultado señalados en el apartado 9.

• Mantener el protocolo actualizado al menos cada 2 años. Se convocará al Grupo de Trabajo para realizar dicha actualización

## 8. Registros

Ver anexos

## 9. Evaluación e indicadores

**Plan de Mejora Continua:**

Sistema de evaluación mediante indicadores para monitorizar el seguimiento de los objetivos.

Dichos indicadores son:

### 9.1.1. INDICADORES DE PROCESO

- Número de pacientes rTMS / total de pacientes

ingresados por año

- Ratio de pacientes rTMS / 10.000 habitantes (población propia) por año

- Tipo de paciente (ingresado o ambulatorio)

- Tipo de tratamiento (agudo o mantenimiento)

- Origen de pacientes (población asignada, libre elección, centro de referencia)

- Días de ingreso por paciente rTMS / año

- Número de pacientes que esperan menos de 7 días desde la indicación de rTMS[1] hasta la realización de la primera sesión / número total de pacientes con indicación (estándar>90%)

- Número de pacientes rTMS dados de alta con cita concertada de seguimiento / número total de pacientes rTMS (estándar 100%)


1 Se considera inaiciada la indicación de rTMS una vez esté firmado el consentimiento informado de Psiquiatría

## 9.1.2. INDICADORES DE RESULTADO CLÍNICO

- Número de pacientes rTMS cuya puntuación en la Escala de Impresión Clínica Global es "moderadamente mejor" o "mucho mejor", al terminar el tratamiento rTMS / número total de pacientes rTMS (estándar >70%).

- Número de pacientes de subprograma rTMS de mantenimiento que requieren ingreso urgente por descompensación de la patología / número total de pacientes de subprograma rTMS de mantenimiento (estándar<10%).

- Número de complicaciones somáticas secundarias a la rTMS / número total de sesiones de rTMS (estándar<5%).

- Número de reclamaciones/ número total de pacientes rTMS (estándar<5%).

## 10. Actualización

Este protocolo será evaluado para su revisión en 5 años, o antes, si se dispone de nueva evidencia.

## 11. Bibliografía

1. Valero-Cabré A, Amengual J, Stengel C, Pascual-Leone A, Coubard OA. Transcranial magnetic stimulation in basic and clinical neuroscience: a comprehensive review of fundamental principles and novel insights. Neuroscience & Biobehavioral Reviews. 2017.

2. Hallett M. Transcranial magnetic stimulation: a primer. Neuron. 2007;55(2):187-99.

3. Noda Y, Silverstein W, Barr M, Vila-Rodriguez F, Downar J, Rajji T, et al. Neurobiological mechanisms of repetitive transcranial

magnetic stimulation of the dorsolateral prefrontal cortex in depression: a systematic review. Psychological medicine. 2015;45(16):3411-32.

4. Milev RV, Giacobbe P, Kennedy SH, Blumberger DM, Daskalakis ZJ, Downar J, et al. Canadian Network for Mood and Anxiety Treatments (CANMAT) 2016 clinical guidelines for the management of adults with major depressive disorder: section 4. Neurostimulation treatments. The Canadian Journal of Psychiatry. 2016;61(9):561-75.

5. Tortella G, ML Selingardi P, L Moreno M, P Veronezi B, R Brunoni A. Does non-invasive brain stimulation improve cognition in major depressive disorder? A systematic review. CNS & Neurological Disorders-Drug Targets (Formerly Current Drug Targets-CNS & Neurological Disorders). 2014;13(10):1759-69.

6. Carpenter LL, Aaronson ST, Clarke GN, Holtzheimer PE, Johnson CW, McDonald WM, et al. rTMS with a two-coil array: Safety and efficacy for treatment resistant major depressive disorder. Brain Stimulation. 2017.

7. Carle G, Touat M, Bruno N, Galanaud D, Peretti C-S, Valero-Cabre A, et al. Acute Frontal Lobe Dysfunction Following Prefrontal Low-Frequency Repetitive Transcranial Magnetic Stimulation in a Patient with Treatment-Resistant Depression. Frontiers in Psychiatry. 2017;8.

8. Bakker N, Shahab S, Giacobbe P, Blumberger DM, Daskalakis ZJ, Kennedy SH, et al. rTMS of the dorsomedial prefrontal cortex for major depression: safety, tolerability, effectiveness, and outcome predictors for 10 Hz versus intermittent theta-burst stimulation. Brain Stimul. 2015;8(2):208-15.

9. Zwanzger P, Steinberg C, Rehbein MA, Bröckelmann A-K, Dobel C, Zavorotnyy M, et al. Inhibitory repetitive transcranial magnetic stimulation (rTMS) of the dorsolateral prefrontal cortex modulates early affective processing. Neuroimage. 2014;101:193-203.

10. Vanderhasselt M-a, De Raedt R, Baeken C, Leyman L, D'haenen H. A single session of rTMS over the left dorsolateral prefrontal cortex influences attentional control in depressed patients. The World Journal of Biological Psychiatry. 2009;10(1):34-42.

11. Choi KM, Jang K-M, Jang KI, Um YH, Kim M-S, Kim D-W, et al. The effects of 3 weeks of rTMS treatment on P200 amplitude in patients with depression. Neuroscience letters. 2014;577:22-7.

12. Ziemann U, Paulus W, Nitsche MA, Pascual-Leone A, Byblow WD, Berardelli A, et al. Consensus: motor cortex plasticity protocols. Brain Stimulation: Basic, Translational, and Clinical Research in Neuromodulation. 2008;1(3):164-82.

13. Higgins ES, George MS. Brain stimulation therapies for clinicians: American Psychiatric Pub; 2009.

14. Haesebaert F, Moirand R, Schott-Pethelaz AM, Brunelin J, Poulet E. Usefulness of repetitive transcranial magnetic stimulation as a maintenance treatment in patients with major depression. The world journal of biological psychiatry : the official journal of the World Federation of Societies of Biological Psychiatry. 2018;19(1):74-8.

## 12.    Control de cambios

No aplica

## 13.1. ANEXO I

PROGRAMA DE ESTIMULACION MAGNÉTICA
TRANSCRANEAL

Nombre [          ]     Apellidos [          ]

Fecha de Nacimiento [          ]     Fecha Actual [          ]

**Estado Civil**          Nacionalidad [          ]
Soltero
Casado                **Nucio de Convivencia**
Viudo                 Solo
Divorciado            Familia de origen
En Pareja             Familia propia
Otros

Numero de Hijos [          ]     **Situacion Laboral**
                                  Tiempo Completo
**Nivel Academico**               Tiempo Parcial
Sin estudios                      Ama de Casa
Estudios Primarios                Desempleo
Estudios Secundarios              Jubilado
Estudios Universitarios           Incapacidad Laboral
Tercer Ciclo
                                  **Estilo de vida (ejercicio)**
                                  Sedentario 0 horas
**Antecedentes Medicos** [          ]     Inactivo < 3h
                                  Activo >3h
Diabetes Mellitus
Hipertensión Arterial             **Acohol UBE/Semana** [          ]
Alteraciones Lipidicas            Edad de inicio del consumo
Trastornos NRL
Trastornos Endocrinos             **Tabaco Numero de Cigarrillos dia** [          ]
Trastorno Reumatologicos          Edad de inicio del consumo
Trastornos Ginecologicos
Antecedentes Quirurgicos          **Drogas (¿las ha probado?)**
Otros                             Cannabis
                                  Cocaina
                                  Opioides
                                  Ansioliticos
                                  Estimulantes

**Antecedentes Psiquiatricos** [          ]     **¿Alguna vez con una al menos frecuencia mensual?**
                                                Cannabis
Trastornos por Drogas                           Cocaina
Trastornos Psicoticos                           Opioides
Trastornos Depresivos                           Ansioliticos
Trastorno Bipolar                               Estimulantes
Trastornos de Ansiedad             **¿Cuántos años las probó al menos mensualmente?**
Trastorno de Personalidad                       Cannabis
TDAH                                            Cocaina
TEPT                                            Opioides
Trastornos del Aprendizaje                      Ansioliticos
Trastornos del Desarrollo                       Estimulantes

# 13.2. ANEXO II

**PROGRAMA DE ESTIMULACIÓN MAGNÉTICA TRANSCRANEAL**

| Sesión | Fecha | Hora | Temperatura | Tensión Arterial | Frecuencia Cardiaca | Umbral de reposo | Psiquiatra | Enfermero |
|---|---|---|---|---|---|---|---|---|
| 1 | | | | | | | | |
| 2 | | | | | | | | |
| 3 | | | | | | | | |
| 4 | | | | | | | | |
| 5 | | | | | | | | |
| 6 | | | | | | | | |
| 7 | | | | | | | | |
| 8 | | | | | | | | |
| 9 | | | | | | | | |
| 10 | | | | | | | | |
| 11 | | | | | | | | |
| 12 | | | | | | | | |
| 13 | | | | | | | | |
| 14 | | | | | | | | |
| 15 | | | | | | | | |

| Medicación | Cambios en el tratamiento |
|---|---|
| | |
| | |
| | |
| | |
| | |
| | |

| Diagnostico Psiquiátrico |
|---|
| |
| |
| |

| Otras patologías relevantes |
|---|
| |
| |
| |

# 13.3. ANEXO III

| Distancia Nasión-Isión | |
|---|---|

| Distancia Nasión Isión (D-NI) | Intersección (40% D-NI) |
|---|---|
| 25,5 | 10,2 |
| 26 | 10,4 |
| 26,5 | 10,6 |
| 27 | 10,8 |
| 27,5 | 11 |
| 28 | 11,2 |
| 28,5 | 11,4 |
| 29 | 11,6 |
| 29,5 | 11,8 |
| 30 | 12 |
| 30,5 | 12,2 |
| 31 | 12,4 |
| 31,5 | 12,6 |
| 32 | 12,8 |
| 32,5 | 13 |
| 33 | 13,2 |
| 33,5 | 13,4 |
| 34 | 13,6 |
| 34,5 | 13,8 |
| 35 | 14 |
| 35,5 | 14,2 |
| 36 | 14,4 |
| 36,5 | 14,6 |
| 37 | 14,8 |
| 37,5 | 15 |

| Distancia Nasión Isión (D-NI) | Intersección (40% D-NI) |
|---|---|
| 38 | 15,2 |
| 38,5 | 15,4 |
| 39 | 15,6 |
| 39,5 | 15,8 |
| 40 | 16 |
| 40,5 | 16,2 |
| 41 | 16,4 |
| 41,5 | 16,6 |
| 42 | 16,8 |
| 42,5 | 17 |
| 43 | 17,2 |
| 43,5 | 17,4 |
| 44 | 17,6 |
| 44,5 | 17,8 |
| 45 | 18 |
| 45,5 | 18,2 |
| 46 | 18,4 |
| 46,5 | 18,6 |
| 47 | 18,8 |
| 47,5 | 19 |
| 48 | 19,2 |
| 48,5 | 19,4 |
| 49 | 19,6 |
| 49,5 | 19,8 |
| 50 | 20 |

# 13.4.  ANEXO IV

**Encuesta de satisfacción y calidad percibida**

Instrucciones: Por favor lea las frases que aparecen abajo y contéstelas marcando con un círculo cada respuesta. Responda a todas las preguntas. Si no está seguro de cómo responder a una pregunta, conteste lo mejor que pueda.

rTMS: ESTIMULACIÓN MAGNÉTICA TRANSCRANEAL REPETITIVA

Su satisfacción global

|  | Totalmente falso | Bastante falso | No estoy seguro | Bastante cierto | Totalmente cierto |
|---|---|---|---|---|---|
| - La rTMS ayuda a la gente | | | | | |
| - La gente no debería tener miedo de la rTMS | | | | | |
| - La rTMS es peligrosa | | | | | |
| - Mucha gente mejora gracias a la rTMS | | | | | |
| - Me alegro de haber recibido rTMS | | | | | |
| - Los días en los que recibí rTMS, tuve que esperar demasiado para recibir el tratamiento | | | | | |
| - Me sentí seguro cuando recibí rTMS | | | | | |
| - Si mi médico me recomendase rTMS en el futuro, elegiría recibir tratamiento con rTMS | | | | | |
| - Tuve miedo de recibir rTMS | | | | | |
| - La rTMS fue dolorosa | | | | | |
| - Recuerdo haber tenido una convulsión durante la rTMS | | | | | |

Su satisfacción con los resultados

|  | Totalmente falso | Bastante falso | No estoy seguro | Bastante cierto | Totalmente cierto |
|---|---|---|---|---|---|
| - La rTMS mejoró mi calidad de vida | | | | | |
| - Estoy muy satisfecho con los resultados de mi tratamiento con rTMS | | | | | |
| - Desde que recibí tratamiento con rTMS estoy más desanimado | | | | | |
| - Desde que recibí tratamiento con rTMS duermo peor | | | | | |
| - Desde que recibí tratamiento con rTMS no tengo tan buen apetito | | | | | |
| - Desde que recibí tratamiento con rTMS tengo más energía | | | | | |
| - Desde que recibí tratamiento con rTMS estoy más confundido | | | | | |
| - Desde que recibí tratamiento con rTMS estoy más optimista | | | | | |
| - Desde que recibí tratamiento con rTMS tengo menos dolores en el cuerpo | | | | | |
| - Desde que recibí tratamiento con rTMS me llevo mejor con los demás | | | | | |


**Encuesta de satisfacción y calidad percibida**

Instrucciones: Por favor lea las frases que aparecen abajo y contéstelas marcando con un círculo cada respuesta. Responda a todas las preguntas. Si no está seguro de cómo responder a una pregunta, conteste lo mejor que pueda.

rTMS: ESTIMULACIÓN MAGNÉTICA TRANSCRANEAL REPETITIVA

Su satisfacción global

|  | Totalmente falso | Bastante falso | No estoy seguro | Bastante cierto | Totalmente cierto |
|---|---|---|---|---|---|
| - La rTMS ayuda a la gente | | | | | |
| - La gente no debería tener miedo de la rTMS | | | | | |
| - La rTMS es peligrosa | | | | | |
| - Mucha gente mejora gracias a la rTMS | | | | | |
| - Me alegro de haber recibido rTMS | | | | | |
| - Los días en los que recibí rTMS, tuve que esperar demasiado para recibir el tratamiento | | | | | |
| - Me sentí seguro cuando recibí rTMS | | | | | |
| - Si mi médico me recomendase rTMS en el futuro, elegiría recibir tratamiento con rTMS | | | | | |
| - Tuve miedo de recibir rTMS | | | | | |
| - La rTMS fue dolorosa | | | | | |
| - Recuerdo haber tenido una convulsión durante la rTMS | | | | | |

Su satisfacción con los resultados

|  | Totalmente falso | Bastante falso | No estoy seguro | Bastante cierto | Totalmente cierto |
|---|---|---|---|---|---|
| - La rTMS mejoró mi calidad de vida | | | | | |
| - Estoy muy satisfecho con los resultados de mi tratamiento con rTMS | | | | | |
| - Desde que recibí tratamiento con rTMS estoy más desanimado | | | | | |
| - Desde que recibí tratamiento con rTMS duermo peor | | | | | |
| - Desde que recibí tratamiento con rTMS no tengo tan buen apetito | | | | | |
| - Desde que recibí tratamiento con rTMS tengo más energía | | | | | |
| - Desde que recibí tratamiento con rTMS estoy más confundido | | | | | |
| - Desde que recibí tratamiento con rTMS estoy más optimista | | | | | |
| - Desde que recibí tratamiento con rTMS tengo menos dolores en el cuerpo | | | | | |
| - Desde que recibí tratamiento con rTMS me llevo mejor con los demás | | | | | |

13.5.1.        BDI-II

El BDI-II se compone de los siguientes ítems: tristeza, pesimismo, sentimientos de fracaso, pérdida de placer, sentimientos de culpa, sentimientos de castigo, insatisfacción consigo mismo, autocrítica, pensamientos o deseos de suicidio, agitación, pérdida de interés, indecisión, inutilidad, pérdida de energía, cambios en el patrón de sueño, irritabilidad, cambios en el apetito, dificultad de concentración, cansancio o fatiga, perdida de interés en el sexo, llanto que se puntúan de 0-3.

Puede encontrar el BDI-II en numerosos formatos e idiomas, la original (BDI-I; Beck, Ward, Mendelson, Mock y Erbaugh, 1961), la revisada (BDI-IA; Beck, Rush, Shaw y Emery, 1979) y la segunda edición (BDI-II; Beck, Steer y Brown, 1996)

Además se puede corregir según diversos enfoques: puntos de corte, basado en las normas. Dejamos por tanto al lector a su elección usar la versión más apropiada para su contexto.

En nuestro grupo de investigación, por si el lector quiere replicar o unirse a nuestros estudios, obtenemos no sólo puntuaciones globales sino también índices de depresión general, somático-afectivo o cognitivo.

Beck, A. T., Ward, C. H., Mendelson, M., Mock, J., y Erbaugh, J. (1961). An inventory for measuring depression. *Archives of General Psychiatry, 4*, 561-571.

Beck, A. T., Rush, A. J., Shaw, B. F., y Emery, G. (1979). *Cognitive therapy of depression*. Nueva York: Guilford. (Traducción española en Bilbao: DDB, 1983).

Beck, A. T., Steer, R. A., y Brown, G. K. (1996). *BDI–II. Beck Depression Inventory–Second Edition manual*. San Antonio, TX: The Psychological Corporation.

### 13.5.2. STAI.

Como en el caso del BDI-II existen formatos diversos según culturas e idiomas. En todo caso recomendamos usar tanto la escala de ansiedad estado como rasgo. Los ítems iniciales de "ansiedad estado" son: me siento calmado, seguro, estoy tenso, etc. Los de "ansiedad rasgo": me siento bien, me canso rápidamente, etc. En ambos casos se puntúan de 0 a 3. La corrección mas habitual requiere sumar puntuaciones para obtener el percentil y decatipos según sexo y edad o nivel de estudios y esta es la que usamos en nuestro centro.

# 13.5.3. CGI.

<u>Gravedad de la enfermedad</u>

| | | |
|---|---|---|
| 1 | Normal, no enfermo | Normal, no enfermo absolutamente |
| 2 | Mínimamente enfermo | Pocos o leves síntomas de enfermedad con funcionamiento adecuado o muy poca interferencia en las tareas habituales u ocupacionales del paciente. |
| 3 | Medianamente enfermo | Bajo nivel de síntomas de la enfermedad con poco deterioro en las tareas sociales u ocupacionales usuales del paciente. |
| 4 | Moderadamente enfermo | Algunos síntomas prominentes con alguna interferencia en el nivel de funcionamiento diario. |
| 5 | Marcadamente enfermo | Significativos síntomas de enfermedad con importante interferencia en las tareas habituales del paciente. |
| 6 | Gravemente enfermo | Síntomas de enfermedad muy marcados. El paciente es incapaz de funcionar en la mayoría de áreas de actividad diaria. |
| 7 | Entre los pacientes más graves | Síntomas de enfermedad extremos. El paciente está completamente incapacitado y requiere un cuidado extra y supervisión. |

<u>Grado de cambio</u>

| | | |
|---|---|---|
| 1 | Muchísimo mejor | Del todo bien o casi del todo bien, síntomas residuales mínimos; muy buen nivel de funcionamiento; representa un cambio muy sustancial. |
| 2 | Mucho mejor | Bastante mejor con reducción significativa de síntomas, pero algunos síntomas permanecen; incremento en el nivel de funcionamiento. |
| 3 | Mínimamente mejor | Ligeramente mejor con pequeña o ninguna reducción clínicamente significativa de síntomas. Representa muy poco cambio en el estado clínico básico, nivel de cuidado o capacidad de funcionamiento. |
| 4 | Sin cambios | Los síntomas permanecen básicamente igual. |
| 5 | Mínimamente peor | Ligeramente peor no clínicamente significativo; representa un muy pequeño cambio en el estado clínico básico o capacidad funcional. |
| 6 | Mucho peor | Claramente peor con incremento significativo de síntomas y pérdida de funcionamiento en varias áreas de funcionamiento social u ocupacional habitual. |
| 7 | Muchísimo peor | Marcadamente peor con gran exacerbación de síntomas y pérdida del funcionamiento.[2] |
| 9 | No aplicable | No existe evaluación previa o no hay información acerca del estado anterior.[2] |

## 10.3. ANEXO 3. TRANSDUCTOR, MAQUINA E INTERFAZ DE USUARIO

En este manual ponemos el interfaz de la máquina que usamos, con imágenes cedidas por Hersill, pero obviamente sin muchos cambios los demás fabricantes muestran similares interfaces.

TAMAS

< Program MODE >

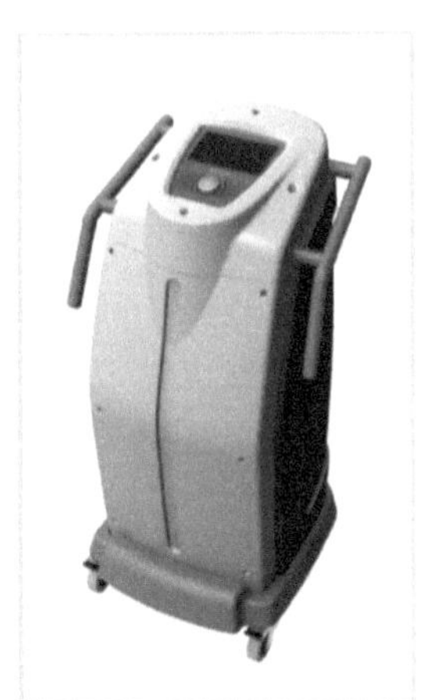

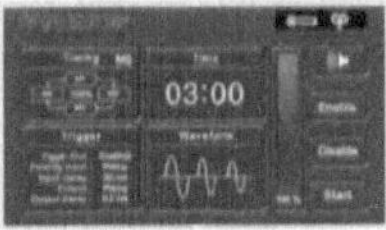
<MAIN>

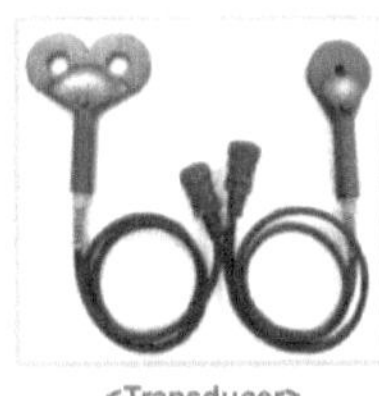
<Transducer>

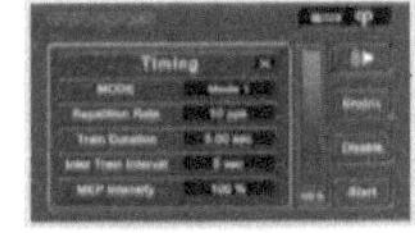
<Trigger MODE>

<TMS MODE>

<Waveform MODE>

| | |
|---|---|
| **M1** | 20Hz/sec<br>2 sec Stimulation,  28 sec Pause |
| **M2** | 1Hz/sec<br>Continuous Stimulation |
| **M3** | 10Hz/sec<br>4 sec stim, 26 sec pause |
| **M4** | 5Hz/sec<br>8    sec stim,  22 sec pause |

(nosotros M3 lo tenemos en 5segundos de estímulo y 25 de pausa)

# 11. BIBLIOGRAFIA.

Bares M, Kopecek M, Novak T, Stopkova P, Sos P, Kozeny J, et al. Low frequency (1-Hz), right prefrontal repetitive transcranial magnetic stimulation (rTMS) compared with venlafaxine ER in the treatment of resistant depression: a double-blind, single-centre, randomized study. J Affect Disord 2009;118: 94–100.

Berlim MT, Van Den Eynde F, Tovar-Perdomo S, Daskalakis ZJ. Response, remission and drop-out rates following highfrequency repetitive transcranial magnetic stimulation (rTMS) for treating major depression: A systematic review and metaanalysis of randomized, double-blind and sham-controlledtrials. Psychol Med. 2014;44(2):225–39.

Berlim MT, Broadbent HJ, Van den Eynde F. Blinding integrity in randomized sham-controlled trials of repetitive transcranial magnetic stimulation for major depression: a systematic review and meta-analysis. Int J Neuropsychopharmacol 2013a;16:1173–81.

Berlim MT, Neufel NH, Van den Eynde F. Repetitive transcranial magnetic stimulation (rTMS) for obsessive-compulsive disorder (OCD): an exploratory meta-analysis of randomized and sham-controlled trials. J Psychiatr Res 2013b;47:999–1006.

Berlim MT, Van den Eynde F, Daskalakis ZJ. Clinically meaningful efficacy and acceptability of low-frequency repetitive transcranial magnetic stimulation (rTMS) for treating primary major depression: a meta-analysis of randomized, double-blind and sham-controlled trials. Neuropsychopharmacology 2013c;38:543–51.

Berlim MT, Van den Eynde F, Daskalakis ZJ. Efficacy and acceptability of high frequency repetitive transcranial magnetic stimulation (rTMS) versus electroconvulsive therapy (ECT) for major depression: a systematic review çand meta-analysis of randomized trials. Depress Anxiety 2013d;30:614–23.

Berlim MT, Van den Eynde F, Daskalakis ZJ. High-frequency repetitive transcranial magnetic stimulation accelerates and enhances the clinical response to antidepressants in major depression: a meta-analysis of randomized, doubleblind, and sham-controlled trials. J Clin Psychiatry 2013e;74:e122–9.

Berlim MT, Van den Eynde F, Daskalakis ZJ. Systematic review and meta-analysis on the efficacy and acceptability of bilateral repetitive transcranial magnetic stimulation (rTMS) for treating major depression. Psychol Med 2013f;43:2245–54.

Blumberger DM, Vila-Rodriguez F, Thorpe KE, Feffer K, Noda Y, Giacobbe P, Knyahnytska Y, Kennedy SH, Lam RW, Daskalakis ZJ, Downar J. Effectiveness of theta burst versus high-frequency repetitive transcranial magnetic stimulation in patients with depression (THREE-D): a randomised non-inferiority trial. Lancet. 2018 Apr 28;391(10131):1683-1692. doi: 10.1016/S0140-6736(18)30295-2.

Daskalakis ZJ. A randomized trial of low-frequency right-prefrontalcortex transcranial magnetic stimulation as augmentation in treatment-resistant major depression. Int J Neuropsychopharmacol 2006;9(6):655-666.

Daskalakis ZJ, Levinson AJ, Fitzgerald PB. Repetitive transcranial magnetic stimulation for major depressive disorder: a review. Can J Psychiatry 2008;53(9):555-566.

Dell'Osso B, Altamura AC. Augmentative transcranial magnetic stimulation (TMS) combined with brain navigation in drug-resistant rapid cycling bipolar depression: a case report of acute and maintenance efficacy. World J Biol Psychiatry 2009;10(4 Pt 2):673-676.

Di Lazzaro V, Dileone M, Pilato F, et al. Modulation of motor cortex neuronal networks by rTMS: comparison of local and remote effects of six different protocols of stimulation. J Neurophysiol 2011; 105: 2150–56.

Fitzgerald PB, Brown T, Marston NAU, Daskalakis ZJ, Kulkarni J. A double-blind placebo controlled trial of transcranial magnetic stimulation in the treatment of depression. Arch Gen Psychiatry 2003;60: 1002-1008.

Fitzgerald PB, Huntsman S, Gunewardene R, Kulkarni J, Daskalakis ZJ. A randomized trial of low-frequency right-prefrontalcortex
transcranial magnetic stimulation as augmentation in treatment-resistant major depression. Int J Neuropsychopharmacol 2006;9(6):655-666.

Fitzgerald PB[1], Huntsman S, Gunewardene R, Kulkarni J, Daskalakis ZJ. A randomized trial of low-frequency right-prefrontal-cortex transcranial magnetic stimulation as augmentation in treatment-resistant major depression. Int J Neuropsychopharmacol. 2006a Dec;9(6):655-66..

Fitzgerald PB, Benitez J, de Castella A, Daskalakis ZJ, Brown TL, Kulkarni J. A randomized, controlled trial of sequential bilateral repetitive transcranial magnetic stimulation for treatment-resistant depression. Am J Psychiatry

2006b;163(1):88-94.

Fitzgerald PB, McQueen S, Herring S, et al. A study of the effectiveness of high-frequency left prefrontal cortex transcranial magnetic stimulation in major depression in patients who have not responded to right-sided stimulation. Psychiatry Res 2009;169(1):12-15.

Fitzgerald PB, Daskalakis ZJ. A practical guide to the use of repetitive transcranial magnetic stimulation in the treatment of depression. Brain Stimul. 2012 Jul;5(3):287-296

Fregni F, Santos CM, Myczkowski ML, Rigolino R, Gallucci-Neto J, Barbosa ER, et al. Repetitive transcranial magnetic stimulation is as effective as fluoxetine in the treatment of depression in patients with Parkinson's disease. J Neurol Neurosurg Psychiatry 2004;75:1171–4.

Fregni F, Otachi PT, Do Valle A, et al. A randomized clinical trial of repetitive transcranial magnetic stimulation in patients with refractory epilepsy. Ann Neurol 2006a;60(4):447-455.

Fregni F, Marcolin MA, Myczkowski M, et al. Predictors of antidepressant response in clinical trials of transcranial magnetic stimulation. Int J Neuropsychopharmacol 2006b;9(6):641-654. 15.

George MS, Lisanby SH, Avery D, et al. Daily left prefrontal transcranial magnetic stimulation therapy for major depressive disorder: a sham-controlled randomized trial. Arch Gen Psychiatry 2010; 67(5):507-516.

Herwig U, Satrapi P, Schonfeldt-Lecuona C. Using the

international 10-20 EEG system for positioning of transcranial magnetic stimulation. Brain Topogr 2003;16(2):95-99.

Isenberg K, Downs D, Pierce K, et al. Low frequency rTMS stimulation of the right frontal cortex is as effective as high frequency rTMS stimulation of the left frontal cortex for antidepressant-free, treatmentresistant depressed patients. Ann Clin Psychiatry 2005;17(3):153-159.

Janicak PG, Nahas Z, Lisanby SH, et al. Durability of clinical benefit with transcranial magnetic stimulation (TMS) in the treatment of pharmacoresistant major depression: assessment of relapse during a 6-month, multisite, open-label study. Brain Stimul 2010;3(4):187-199.

Li CT, Chen MH, Juan CH, et al. Efficacy of prefrontal theta-burst stimulation in refractory depression: a randomized sham-controlled study. Brain 2014; 137: 2088–98.

Lefaucheur JP, Andre-Obadia N, Antal A, Ayache SS, Baeken C, Benninger DH, et al. Evidence-based guidelines on the therapeutic use of repetitive transcranial magnetic stimulation (rTMS). Clin Neurophysiol. 2014;125(11):2150–206

Lisanby SH, Husain MM, Rosenquist PB, et al. Daily left prefrontal repetitive transcranial magnetic stimulation in the acute treatment of major depression: clinical predictors of outcome in a multisite, randomized controlled clinical trial. Neuropsychopharmacology 2009;34(2):522-534.

Loo CK, Mitchell PB, McFarquhar TF, Malhi GS, Sachdev PS. A sham-controlled trial of the efficacy and safety of twice-daily rTMS in major depression. Psychol Med 2007;37(3):341-349.

McDonald WM, Durkalski V, Ball ER, Holtzheimer PE, Pavlicova M, Lisanby SH, et al. Improving the antidepressant efficacy of transcranial magnetic stimulation: maximizing the number of stimulations and treatment location in treatmentresistant depression. Depress Anxiety 2011;28:973–80.

O'Reardon JP, Solvason HB, Janicak PG, et al. Efficacy and safety of transcranial magnetic stimulation in the acute treatment of major depression: a multisite randomized controlled trial. Biol Psychiatry 2007;62(11):1208-1216

Nahas Z, Kozel FA, Li X, Anderson B, George MS. Left prefrontal transcranial magnetic stimulation (TMS) treatment of depression in bipolar affective disorder: a pilot study of acute safety and efficacy. Bipolar Disord 2003;5(1):40-47.

Pallanti S, Bernardi S, Di Rollo A, Antonini S, Quercioli L. Unilateral low frequency versus sequential bilateral repetitive transcranial
magnetic stimulation: is simpler better for treatment of resistant depression? Neuroscience 2010;167(2):323-328.

Pascual-Leone A[1], Rubio B, Pallardó F, Catalá MD. Rapid-rate transcranial magnetic stimulation of left dorsolateral prefrontal cortex in drug-resistant depression. Lancet. 1996 Jul 27;348(9022):233-7.

Perestelo-Pérez L, Rivero-Santana A, Pérez-Ramos J. Indicaciones de la Estimulación Magnética Transcraneal: trastorno depresivo mayor y otros trastornos. Ministerio de Sanidad, Servicios Sociales e Igualdad. Servicio de Evaluación del Servicio Canario de la Salud; 2013. Informes de Evaluación de Tecnologías Sanitarias.

Ren J, Li H, Palaniyappan L, Liu H, Wang J, Li C, et al. Repetitive transcranial magnetic stimulation versus electroconvulsive therapy for major depression: A systematic review and meta-analysis. Prog Neuropsychopharmacol Biol Psychiatry 2014;51:181–9.

Santiago-Rodriguez E, Cardenas-Morales L, Harmony T, Fernandez- Bouzas A, Porras-Kattz E, Hernandez A. Repetitive transcranial magnetic stimulation decreases the number of seizures in patients with focal neocortical epilepsy. Seizure 2008;17(8):677-683.

Slotema CW, Blom JD, Hoek HW, Sommer IE. Should we expand the toolbox of psychiatric treatment methods to include Repetitive Transcranial Magnetic Stimulation (rTMS)? A meta-analysis of the efficacy of rTMS in psychiatric disorders. J Clin Psychiatry 2010;71(7):873-884.

Schutter DJ. Antidepressant efficacy of high-frequency transcranial magnetic stimulation over the left dorsolateral prefrontal cortex in double-blind sham-controlled designs: a meta-analysis. Psychol Med 2009;39(1):65-75.

Xia G, Gajwani P, Muzina DJ, et al. Treatment-emergent mania in unipolar and bipolar depression: focus on repetitive transcranial magnetic stimulation. Int J Neuropsychopharmacol 2008;11(1):119-130.

Xia G, Gajwani P, Muzina DJ, et al. Treatment-emergent mania in unipolar and bipolar depression: focus on repetitive transcranial magnetic stimulation. Int J Neuropsychopharmacol 2008;11(1):119-130.

* 9 7 8 8 4 0 9 1 7 3 9 4 5 *